LUISA FRANCIA

SANFTE WIRBELSTÜRME
VERGESSENE FLÜGEL

DAS RÜCKENBUCH

Frauenoffensive

Für Maria Wimmer,
die mir die Sprache meines Körpers
entschlüsseln half
und der ich einige der beschriebenen Übungen
verdanke.

1. Auflage, 1998
© Luisa Francia, 1998
(Verlag Frauenoffensive, Metzstr. 14, 81667 München)

ISBN 3-88104-306-3

Druck: Clausen & Bosse, Leck
Umschlaggestaltung: Erasmi & Stein, München
unter Verwendung einer Zeichnung der Autorin

Dieses Buch ist gedruckt auf Papier aus chlorfrei gebleichtem Zellstoff.

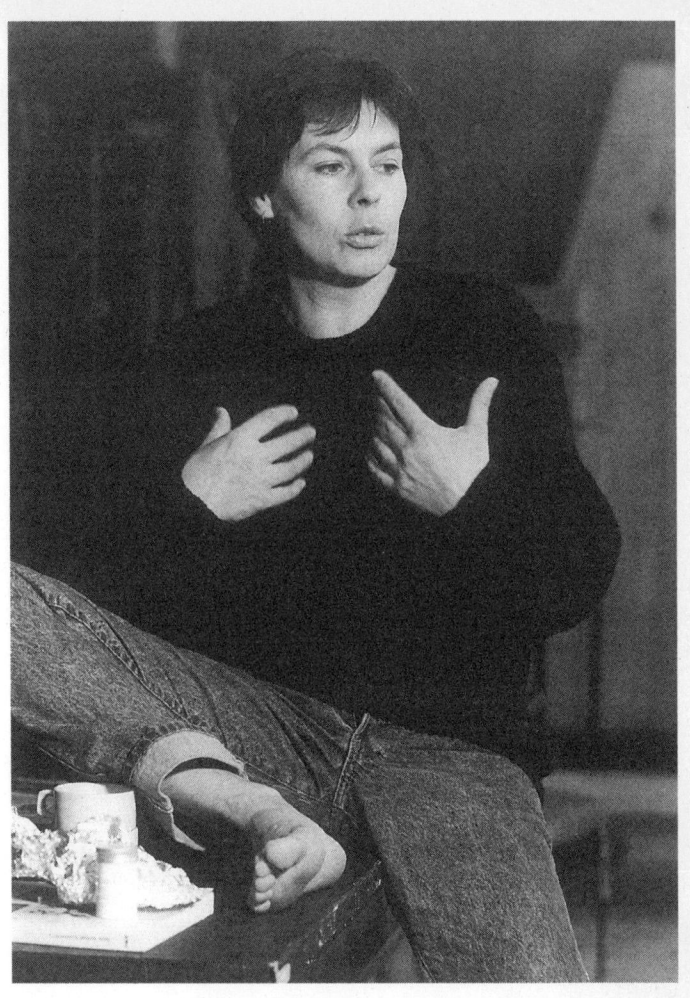

Foto: Barbara Gass

INHALT

ich sah die besten meiner generation
im hausstaub ersticken
sich auflösen zwischen dreckigen socken
und festgebackenen essensresten
auf dem hochzeitsgeschirr
zwölf teller, zwölf tassen
im service
ich sah meine freundinnen
fassungslos einen betrug nach dem anderen
aufdecken, heulen, fluchen
wer hat mir meine kindheit gestohlen
wer mein glück
wer stopfte mich in dieses korsett von
verzweiflung, zweifel
ich sah rote wangen, die zu
schwarzen ringen unter den augen wurden
gelöstes gelächter von freundinnen
wurde im familiären säurebad
zu nie gekanntem schrecken
die starken flügel verkümmerten
zu unsichtbaren ketten
abends kam der mann und forderte
totale versorgung
die seine mutter so willig gegeben

ich sah wohnzimmergarnituren
schlafzimmergarnituren

schuldenberge, unter denen
müde schultern sich beugten
und rücken sich krümmten
nicht eingelöste versprechen
wurden durch vierzehn tage
urlaub ersetzt
ich sah die schönsten frauen
auf supermarktkarren gestützt
in der ecke verschnaufen
sah frauen buckeln, um ihre
brüste zu schützen
ich sah sie im eiscafé die
verbotene zigarette rauchen
ich hörte sie weinen
ihr leben verfluchen und
sah sie hilflos zurücktreiben
in die unterwerfung
von meister proper und dem general.

ich sah frauen die übergangslos
von ihren eltern und dem was sich schickt
zu ihren ehemännern und der koketterie über das
was sich nicht schickt wechselten
sexy und mütterlich
zärtlich und geil
ganz nach wunsch

ich sah sie stunden am telefon
und vor dem spiegel
antworten konstruieren
um keine fragen

stellen zu müssen
ich hörte die lügen, die sie woben
um ihre männer nicht zu blamieren
ich sah schwache frauen ihre gewalttätigen
männer verteidigen und noch vor der eigenen
wut liebevoll schützen

ich sah sie mit geschlossenen augen
mühsam die bilder im kopf belebend
hastig zwischen die schenkel greifen
ich hörte sie flüstern
wo ist denn der
phantastische liebhaber
der vielen romane
wo ist denn der
zärtliche mann
der verliebte
wo ist denn der
der mich wahrnimmt –
wenigstens

ich sah meine klugen schwestern
unruhig ihre visionen entwerfen
und ängstlich sie
verteidigen
verwerfen
vergessen
und ich hörte sie munter rufen
es könnte
schlimmer sein.

Während ich das schreibe, schweben meine beiden Arme über dem Laptop, die Hände tanzen auf den Tasten, und der Rücken muß – wenn ich meinem Chirurgenfreund glauben darf –, sobald ich mich vorbeuge, ein paar hundert Kilo halten, wegen der Hebelwirkung. Ich sitze im Lotus-Sitz, die Schultergelenke liegen genau über den Hüftgelenken, die Schultern ziehe ich von den Ohren weg, ohne mich nach vorn zu beugen. Der Laptop steht auf einem Tischchen, das genau so hoch ist, daß beim Schreiben meine Unterarme zu den Oberarmen einen rechten Winkel bilden. Aber das Entscheidende ist: Egal wie besessen ich von meinem Thema bin, egal wie rasend ich arbeite, ich vergesse nie, Pausen zu machen und mir zu sagen: Mein Rücken ist mir wichtiger als jede Leistung, jeder Job, jede Ambition. Das heißt, ich stehe gelegentlich auf, lasse alles, was ich so geschrieben habe und noch schreiben werde, durch meinen Kopf rollen, und dazu rolle ich mich vielleicht auch mal purzelbaumartig durchs Arbeitszimmer. Kommt vor.

Dieser Zustand ist mir wahrlich nicht zugeflogen, eher schon könnte ich sagen, ich bin ihm zugeflogen, denn ich hatte vor Jahren einen schweren Verkehrsunfall, bei dem ich durch die Luft flog und auf dem Asphalt wieder aufkam. Die Rückenprobleme, die ich schon vorher hatte, wurden davon nicht weniger. Aber trotzdem wurde der Unfall zum Auslöser für eine Heilung meines Rückens.

In der kargen Zeit nach dem Krieg geboren, war ich als Kind sehr anfällig, mein Rücken hatte mit vielen Problemen zu kämpfen: Rachitis, sexuelle Ausbeutung durch den Vater, leichte Skoljose, Scheuermannsyndrom, Eisenmangel, Knochenmarksentzündung, Hohlkreuz. Mein Rücken kollabierte zum ersten Mal, als meine Tochter etwa ein Jahr alt war. Ich beugte mich mit ihr über den Kinderwagen, lief blau an, schrie wie am Spieß und verbrachte die nächsten drei Wochen im Bett in der quälenden Situation, mich nicht drehen und wenden, nicht liegen, nicht sitzen, nicht stehen zu können, während ein Arzt gelegentlich per Telefon drohte, mit vierzig werde ich am Stock gehen oder, schlimmer noch, im Rollstuhl sitzen, wenn ich mich nicht von ihm operieren lasse. Ich weiß natürlich, daß ein Arzt davon lebt, daß er arme Schweine wie mich an allen möglichen Körperteilen operiert, aber ich lebe hauptsächlich davon, daß ich mich nicht operieren lasse.

Die Bilder der gequälten, in Stahl- und Gipskorsetts fixierten Frida Kahlo zeigen, wie sich die Schulmedizin das Thema Rücken vorstellte. Probleme mit der Wirbelsäule sollten dadurch gelöst werden, daß der Rücken total stillgelegt wird. Bewegungslosigkeit als Ausweg aus der Krise! Wie entlarvend. Besonders Frauen in ihrer „übermäßigen" Beweglichkeit wurden so zur ewigen Ruhe gebettet. Später empfanden die Ärzte eine leise Beunruhigung bei dem Gedanken, daß die Muskulatur dabei völlig zum Erliegen kommt. Statt Korsetts zu verordnen, wandte man sich der operativen Versteifung der Problemzonen in der Wirbelsäule zu. Noch vor zehn Jahren wurden Bandscheibenvorfälle derart exzessiv durch Entfernen der Bandscheibe und Versteifen der Wirbel „behandelt", daß ein großer Teil der heutigen Wirbelsäulenproblemfälle die PatientInnen von gestern sind. Denn die nicht versteiften Wirbel mußten die Arbeit der stillgelegten Wirbel übernehmen. Davon wurden, wie man sich leicht vorstellen kann, die Probleme nicht geringer.

Wenn man auch der Schulmedizin berechtigte Vorwürfe machen kann, daß so schnell und bedenkenlos operiert wurde und teilweise noch wird, daß man sich schon wieder neue technische Mätzchen (Bandscheibenkissen aus Plastik z.B.) ausdenkt, anstatt die Betroffenen zur Selbsthilfe anzuregen, kommt man doch nicht umhin, den Anteil der Kranken an solchen Experimenten zu sehen. Wer zu einem Arzt geht, erwartet von diesem Wunder. Wer die Verantwortung abgibt, darf sich nachher nicht beklagen, wenn sie/er den Versuchen ratloser Fachleute ausgesetzt ist. Wer nicht fühlen will, muß hören.

Nun zu dir: Während du das liest, sitzt du vielleicht an einem Arbeitsplatz, an dem du viel zu oft und viel zu lange sitzt, vielleicht bist du auch in einen Sessel oder in ein Sofa gesunken und weißt noch nicht so recht, wie du da wieder hochkommen sollst. Dein Rücken macht dir überhaupt kein Problem, wenn du zu der verschwindend geringen Anzahl westlich-zivilisierter Menschen gehörst, die noch nie Rückenschmerzen hatten. Wenn nicht, willkommen im Club. Du ißt gern und wiegst zuviel. Du bewegst dich zuwenig. Fährst viel mit dem Auto (später werde ich erläutern, warum Autofahren unkreativ ist, es hat damit zu tun, daß man in der Bahn Yoga machen kann, im Auto aber nur sehr schlecht). Du hast eine sitzende oder, noch schlimmer, eine stehende Tätigkeit. Zum Turnen bist du einfach zu faul oder nimmst es dir hundertmal vor, um dann einmal fünf Kniebeugen und eine halbe Drehung mit dem Oberkörper zu machen. Wer kennt das nicht? Ich könnte dir jetzt die optimale Lesehaltung nahebringen: Du liegst auf einem weichen Teppich im Ruheraum deiner Arbeitsstelle (wie bitte, deine Arbeitsstelle hat keinen Ruheraum?). Oder du liegst auf dem Teppich zu Hause, noch besser auf einer Wiese in der Sonne, in Seitenlage. Mit einer Hand stützt du den Kopf, wobei der Ellbogen auf dem Boden ruht. Die Hüften stehen genau übereinander, das unten liegende Bein ist leicht angewinkelt, das obere Bein liegt darüber. Die andere Hand legst du hinter den Rücken, so daß der Brustkorb nicht nach vorn einsinkt.

Das Hauptproblem mit dem Rücken ist, daß es viele Experten gibt, die ein paar Übungen wissen, die „man machen muß", daß „man seine Lebensweise ändern muß", daß „man sich zusammenreißen muß" und „hier sind ein paar Tips für Ihren Rücken, aber ohne Disziplin geht nichts". Wir sind am springenden Punkt angekommen: Durchhalten und Zähne zusammenbeißen (da freut sich der Zahnarzt, der will schließlich auch was verdienen), Zusammenreißen (allein schon das Wort, versuch das mal ganz körperlich zu tun!) und Disziplin. Meine Yogalehrerin sagt: Das Mantra, das westeuropäische Menschen brauchen, heißt „Gut genug". Ehe wir also tiefer in die Geheimnisse des Rückens einsinken, hier der erste Übungsvorschlag: Stell dich locker hin, zieh die Schultern hoch, laß sie wieder fallen, dazu machst du einen entspannten „phh"-Laut und läßt auch den Unterkiefer los (siehe auch „Die schmutzige Frau" und „Starke Medizin"), das gibt so einen wunderbar schwachsinnigen Gesichtsausdruck und vollkommene Gelöstheit im Gesicht. (Erleuchtete und Narren haben etwas gemeinsam!) Mit dieser Übung holst du dir die Macht über deine persönliche Freiheit zurück. Mit dieser Übung beginnt eine wunderbare Freundschaft mit dir selbst.

Während die Last des Lebens bei Frauen eher auf den Schultergürtel und die Brustwirbelsäule drückt, lagern Männer sie gern im unteren Rücken, im Kreuzbeinbereich und natürlich im Knie (nur nichts anmerken lassen beim Fußballspielen). Mit der zunehmenden „Befreiung der Frau" durch Hausarbeit, Beruf und sexuelle Abrufbereitschaft spüren es auch die Frauen mehr und mehr an den männertypischen Stellen.

In der zivilisierten Gesellschaft ist der Kopf der Chef, und der Körper hat zu funktionieren. Der Kopf sagt: Bald ist Urlaub! Du kannst jetzt nicht kneifen, sonst verlierst du den Job. Am Wochenende kannst du dich ja ausruhen. Die Kinder müssen versorgt werden. Durchhalten. Du kannst jetzt nicht einfach krank sein, usw. usw. Der Körper sagt: He, das wird mir zuviel. Ich kann nicht mehr. Ich schaffe die Entgiftung, die Durchblutung, die Belüftung nicht mehr. Der Rücken sagt gar nichts. Die Urenergie, die durch die Wirbelsäule fließt, weiß nichts von Wochenenden, von Familienstreß, von Arbeitslosigkeit und steigender Mehrwertsteuer, von Laptops, von Hawaii oder von Kreditkarten. Sie weiß ja nicht mal was vom aufrechten Gang und warum er uns so wichtig ist – kriechen ist einfach nicht angesagt. Sie registriert Blockierungen, Hindernisse, freie Kanäle, Zeit und Raum. Sie bahnt sich ihren Weg durch Verspannungen und Chaos, angeschlossen an den uralten Puls allen Lebens. Und sie speichert alles, was dem Körper und der Seele angetan wird. Hier im Rücken wird alles aufbewahrt, katalogisiert, eingelagert. Mag auch der Kopf sagen: Ich erinnere mich nicht. Der Rücken erinnert sich an alles. Denn der Rücken, die Wirbelsäule mit dem Hauptstrang Nerven und all den Muskeln ist das Archiv der Seele.

Das Problem mit Rückentherapie ist einmal, daß sie beginnt, wenn es schon fast zu spät ist, und zum anderen, daß sie vom schwächsten Punkt, vom Schmerz ausgeht. Einen schmerzenden Rücken kann ich nicht wohlig rollen und kreisen lassen. Jede Maßnahme verstärkt den Schmerz, jeder Versuch, die Muskeln zu entspannen, führt zu umfassenderer Verkrampfung.

Ich weiß, wovon ich spreche. Laß dich einfach auf dem Rücken locker rollen und schaukeln, sagte meine Freundin Maria, die Heilgymnastin, da hätte ich schon vor Schmerz aufheulen können, wenn ich mir nur in der Nase bohrte. Die Worte „locker" und „einfach" sind mit Rückenschmerzen nicht kompatibel.

Es gab eine Zeit, da konnten wir fliegen, da rollten sich unsere Gedanken wohlig im Körper herum, die Haut atmete und streckte sich dem Himmel zu. Da, wo

18

heute die Schulterblätter eingezogen werden, entfalteten sich die Flügel und hoben uns im Spiel mit der Schwerkraft in die Wolken.

Nein, ich behaupte nicht, daß wir körperlich fliegen konnten, vielleicht konnten wir's, aber wir flogen gewiß in unseren Träumen, wir kannten keine Grenzen in der Fülle und Wunderlichkeit unserer Bilder, wir mahnten uns nicht schon in der Abgeschiedenheit der eigenen Phantasie zur Vernunft. Wir nahmen die Zensur nicht im eigenen Raum, ja im eigenen Reich schon vorweg.

Wir wußten etwas über die Notwendigkeit, die zu anderen Ebenen und Traumzeiten zu überschreiten. Wir wußten, daß die Leichtigkeit des Geistes den Körper leicht macht. Wenn wir uns in der Phantasie in den Himmel dehnten, dehnte sich auch der Körper. Wenn wir auf allen Vieren durch das duftende Gras streiften, füllten sich die Wirbel und die kleinen Kissen dazwischen, die Bandscheiben, mit Leben.

An unserem Lebensbaum, der Wirbelsäule, wirbelten wir in Himmel und Höllen, naschten hier und da, ohne endgültig festzulegen oder zu verwerfen, ohne auszugrenzen.

Es gab eine Zeit, da hörten wir das Gras wachsen und den Körper sprechen, da lauschten wir auf die Sprache der Haut und der Haare und fühlten uns nicht fremd im eigenen Raum. In dieser Zeit war das Rückgrat biegsam wie Bambus. Da sprachen wir nicht mit dem Mund nach außen, sondern mit allen Zellen in alle Richtungen zugleich. Wir nahmen Kontakt zu allen Organen auf, horchten auf die Botschaften der Botenstoffe. Wir konnten uns hingeben und Widerstand leisten, ein kräftiges Geflecht von Muskeln und Sehnen verstand die Bedürfnisse der weicheren Substanzen, schützte, federte, dehnte sich und zog sich zusammen. Die Komplexität des Körpers spiegelte das komplexe Universum, und immer waren wir verbunden.

Irgend jemand erfand die Linearität und wurde dafür vermutlich von seinen Kumpels gelobt, ich glaube, es war ein Grieche, vermutlich Pythagoras. Da war es aus mit dem Rollen und Drehen, mit dem spiraligen sich aufwärts und abwärts Winden, mit wilden Sprüngen und genüßlichem Dehnen. Vorwärts! hieß es jetzt – und den Weg berechnen! (Und das Spannende ist natürlich, daß Wissenschaftler jetzt so langsam das Geheimnis der Zeit entdecken: Es gibt gar kein Vorwärts und Rückwärts, das sagten die Hexen, die weisen Frauen und die Narren ja schon seit Jahrhunderten. Jetzt ahnen die Forscher, daß es im Universum Kanäle durch Zeit und Raum gibt, durch die wir theoretisch in die Vergangenheit reisen könnten.)

Weg und Ziel, das Streben nach „Höherem“, die Angst vor dem Fall, der Demütigung, dem Versagen, das Ducken und Buckeln, Einreihen in „Reih und Glied“ – all das kam mit der „Herr“schaft in Mode. Sogar eine so schwachsinnige Idee wie „fürs Vaterland sterben“ fand Anhänger, ja auch Anhängerinnen. Feste Schuhe und Schulbänke wurden erfunden. Korsetts, Büstenhalter, Bügeleisen. Stühle. Autos.

Wir leben scheinbar im „Kampf der Gegensätze“: gut und böse, hell und dunkel, krank und gesund, arm und reich, schön und häßlich. Tag und Nacht, schön und gut, aber was ist mit der Dämmerung, der magischsten Tageszeit, dem magischsten Zustand unserer Seele?

Die treibende Kraft ist Angst. Aus Angst akzeptieren wir inakzeptable Zustände, aus Angst lächeln wir, verkrümmen wir uns, verkümmern wir. Sorgen sind das scheinbar nicht zu stoppende Perpetuum Mobile, irgendwas gibt's immer, über das wir uns Sorgen machen können.

Was das mit dem Rücken zu tun hat? Sorge und Angst breiten sich im Körper aus. Du kannst es selbst überprüfen. Hast du noch nie vor Schreck den Atem angehalten? Wurde dir noch nie körperlich übel, wenn du etwas Grauenhaftes gesehen oder gehört hast? Lief dir noch nie in Vorfreude auf ein gutes Essen das Wasser im Mund zusammen? Hast du noch nie über eine Nachricht geweint?

Alles, was als Informationsimpuls in unser Gehirn aufgenommen wird, arbeitet der Körper in Reaktionen aus: Ärger macht sauer, Weinen löst die tröstenden Endorphine der Tränenflüssigkeit aus, und jeder Impuls von außen hat eine Bewegung oder auch Erstarrung der Muskeln zur Folge, die wir oft gar nicht wahrnehmen.

Du kannst selbst einmal den Muskeltest machen: Heb beide Arme in Brusthöhe hoch und laß dir von einer Freundin persönliche Fragen zu deinem Leben, deiner Gesundheit, deinen Gewohnheiten stellen. Während jeder deiner Antworten versucht die Freundin, deine Arme nach unten zu drücken. Nimm wahr, wie die Muskeln reagieren, wenn dir eine Frage zu nahe kommt oder wenn du bei einer Antwort lügst.

Wie kann die Kraft in den Wirbeln wirbeln, wenn Linearität Gesetz ist? Wie können die Nervenstränge, die durch die Wirbelsäule nach oben aufsteigen, Impulse befördern, wenn vorgegeben wird, welche Impulse gut und welche schlecht sind, welche gefühlt werden dürfen und welche nicht? Wie kann der Rücken sich erholen, wenn kriechen und sich wälzen tabuisiert sind? Wie kannst du dich ausbreiten, dehnen und deine Fühler ausstrecken, wenn bereits in deinem eigenen Hirn die Zensur einsetzt?

Wenn es auch scheint, als kristallisiere sich die Bedeutung des Rückens erst im Wartezimmer des Arztes heraus, so müssen wir doch die Märchen heranziehen, um zu verstehen, was alles mit dem starken Rücken steht und fällt. Daß meine Mutter sagen kann: Wer hinter meinem Rücken redet, redet mit meinem Arsch!, zeigt, daß sie ein ungebrochenes Verhältnis zu ihren Schutzgeistern hat, die sich nämlich im Rücken eines Menschen aufhalten. Genausogut könnte sie sagen, wer hinter meinem Rücken redet, hat es mit meinen Verbündeten zu tun.

Seit Castaneda versuchen die Zauberlehrlinge immer nach hinten zu schauen, um die Geisterwelt zu sehen. Da tun sich die Echsen, die von eben jenem zauberwütigen Castaneda verfolgt und getötet wurden, schon leichter. Sie aktivieren nämlich, was bei uns schlummert: die Sensoren am Hinterkopf. Das Stammhirn, die Zirbeldrüse und das animale Nervensystem, das durch den Wirbelkanal läuft, könnten unsere Träger dieser Sensoren sein. Hast du nicht schon einmal erlebt, daß dich jemand anstarrte, und du spürtest es deutlich und mußtest dich umdrehen?

Im Märchen finden viele magische Initiationen über den Rücken statt: Ein Zauberwesen springt auf und wird immer schwerer, läßt sich auch nicht abschütteln.

Eine junge Zauberin schlägt sich auf den Rücken, und das Holz kommt von allein und ist ganz leicht zu tragen. Wenn der Sitz der Geister im Rücken ist, dann ist es auch überhaupt nicht mehr verwunderlich, daß dort verdrängte und unbewußte Ereignisse zuerst zu schmerzen beginnen. Das Geheimnis liegt darin, das im Rücken Verborgene mit den alten Sensoren zu erspüren, und nicht darin, das Verborgene zu sehen, indem man den Kopf verrenkt.

Im nordamerikanischen Inuitmärchen „Der Besuch im Himmel" ist der Rücken des göttlichen Lachsmacherwesens hohl. Aus diesem hohlen Rücken werden alle Geschöpfe in die Welt entlassen, in diesen hohlen Rücken werden sie auch wieder zurückgerufen. Das Rückgrat von Fischen bei den Inuit und Schlangenwirbel in Tibet, Indien und Afrika sind vielleicht gerade deshalb zaubermächtige Substanzen. In Zauberritualen der Fon in Benin, Westafrika, haben die Wirbel der Mamba größte magische Kraft.

Das starke Rückgrat beschreibt nicht etwa den durchtrainierten Rücken, sondern Selbstsicherheit und die Fähigkeit, sich zu entscheiden und dazu zu stehen, ja die Fähigkeit, Fehler zu machen und diese als Teil des eigenen Lernprozesses zu sehen. Und „das bricht dir das Kreuz" ist so auch nicht körperlich zu verstehen. Es gibt sehr mächtige Menschen, die im Rollstuhl sitzen und deren Rückgrat spirituell nicht gebrochen ist.

In allen Märchen, die sich mit dem Rücken als magischem, geisterbelebtem Ort beschäftigen, geht es darum, eine Initiationsreise dorthin anzutreten. Erst in der Trance, wenn das Bewußtsein nach unten sinkt und das Unbewußte aufsteigt, ist es möglich, den Kopf nach hinten zu drehen und zu sehen, was dort geschieht – und das meine ich natürlich nicht körperlich. Viele nordamerikanische Ureinwohnermärchen kennen die Mondfrau, den Lachsmacher, die Fischfrau, die einen hohlen Rücken haben.

Bei einer schamanischen Reise muß Ititaujang, der Schamane, dieses göttliche Lachsmacherwesen besuchen, darf sich ihm aber nicht von hinten nähern, weil er sonst sofort getötet wird. Das deutet an, daß bei Zauberwesen der Rücken der Ort der größten Macht und damit der gefährlichste Ort ist. Ititaujang fährt dann auf einer Gräte aus dem Rückgrat des Lachses. Solange er die Augen geschlossen hält, ist die Gräte ein Boot, aber als er sie öffnet, um zu sehen, wie dieses Boot beschaffen ist, verwandelt es sich in eine Gräte, und er ertrinkt beinahe.

All das deutet darauf hin, daß die Macht, die im Rücken verborgen ist, eben nicht GESEHEN werden kann, sondern daß wir sie erspüren, mit anderen Wahrnehmungsorganen entdecken müssen.

Um die schlimmen Dämonen abzuwehren, trägt in einem chinesischen Märchen die Heldin einen Spiegel auf dem Rücken, denn wie die Raubkatzen, die stets den Rücken eines Menschen oder Tieres anfallen, springen auch die Dämonen nur auf dem Rücken auf. Sehen sich die Dämonen im Spiegel, erschrecken sie, glauben den Rücken schon bewohnt und fliehen. Auch die Schutzengel werden ja immer hinter Kindern oder zu beschützenden Menschen vermutet und dargestellt, was der alten weltweiten mythischen Überlieferung entspricht, daß sowohl gefährliche wie auch schützende Geister den Rücken stärken oder in den Rücken fallen, je nachdem.

Sibirische, mongolische und samische (finnische) Schamanenkostüme brauchen unbedingt aufgenähte Knochen. Manchmal werden sogar Metallteile aufgenäht, die die Wirbelsäule repräsentieren, denn die Wirbelsäule gilt den schamanischen Kulturen auch als Lebensbaum, als Verbindung zwischen Unterwelt, der mittleren Welt, in der wir leben, und der Oberwelt mit Hilfsgeistern und Schamaninnenmutter. In der schamanischen Zerstückelung wird der ganze Körper zerlegt, werden alle Knochen voneinander gelöst und neu zusammengesetzt, erst dann ist die Person, die initiiert wird, mit zaubermächtiger Energie ausgestattet.

Mit dem Zauberstab wird der Rücken, das Skelett, der eigene Lebensbaum magisch verstärkt. Der Stab symbolisiert die Aufrichtung und die Verbindung des Körpers mit Oberwelt und Unterwelt. So wird der Stab, wie auch das Skelett und die Wirbelsäule, zum Reisemittel, zur Leiter nach oben zu den GöttInnen und Helferwesen und nach unten zu den DämonInnen und den wilden Geistern, die zwar bedrohlich, aber auch nützlich sein können (zum SchamanInnenbaum siehe auch „Die Bärin im 11. Haus").

In dem irischen Märchen „Der Pfeifer und der Puka" wird beschrieben, wie das, was einem in den Rücken fällt, letztendlich zur Rückenstärkung werden kann. Der Pfeifer ist ein Narr, bettelarm, der den Dudelsack spielt. Als er einmal getrunken hat und auf einer Brücke das Lied vom „Schwarzen Schurken" spielt, springt ihm der Puka, ein Dämon, auf den Rücken. Nachdem er den armen Pfeifer malträtiert und gequält und ihn auf den Rücken geworfen hat, schlägt er ihm vor, auf einem Feenball aufzuspielen, jetzt springt der Pfeifer auf den Rücken des Puka, und dieser fliegt durch die Luft zu den Feen. Nachdem der Pfeifer dort gespielt hat, bekommt er reiche Belohnung und leidet von da an nie mehr Not. Das Geheimnis des Pfeifers ist: Er hat es „nicht auf sich sitzen lassen", sondern hat sich gewehrt und ist nun seinerseits dem Dämon aufgesprungen.

Vermutlich ist das Wissen um die Geister im Rücken der Ursprung des alten Theaterglaubens, daß es Glück bringt, dreimal über die linke Schulter zu spucken, und auch Warzen verschwinden ja bekanntlich, wenn du bei abnehmendem Mond einen Stein aufhebst, die Warze hineinsprichst und diesen Stein über die linke Schulter nach hinten wirfst – zu den Geistern. Nur umsehen darfst du dich nicht. Denn wer über das alte Sensorensystem zu den Geistern im Rücken Kontakt aufgenommen hat und dann doch den Augen mehr traut als dem alten Wissen und den sichtbaren, in der materiellen Wirklichkeit realen Beweis braucht, hat die gute Beziehung zu den alten Geistern verscherzt.

Viele Märchen beschäftigen sich mit diesem Vertrauensbruch, aber auch mit der Angst des menschlichen Wesens vor den Geistern, die im Rücken sitzen. Wer sich umschaut, ist verloren, wer vertrauensvoll mit dem inneren Auge nach hinten und den körperlichen Augen nach vorn blickt, ist im Gleichgewicht zwischen der materiellen und der spirituellen Welt.

In der sibirischen Geschichte „Die einseitige Alte" wird der ganze Stamm eines jungen Mannes ausgelöscht. Er geht nun auf eine Initiationsreise, stirbt, wird von einem einbeinigen und einäugigen Greis gefunden. Der säubert seine Knochen und bringt sie zu einer Alten in einer Höhle. „Hier hast du Brennholz fürs Feuer" sagt er. Sie wirft die Knochen ins Feuer. Als die Wirbel Feuer fangen, lodert es hell auf. Sie streut sich die Asche aufs Bett. Nach drei Tagen wächst dort, wo die Wirbel waren, ein neuer Mensch. Die sibirischen Völker sagen: „Wir stammen vom selben Knochen" und nicht etwa „aus derselben Familie".

„Tritt mir auf den rechten Fuß und schau mir über die linke Schulter", sagt Goldmariken in dem Märchen „Goldmariken und Goldfeder". Hinter ihrem Rücken rückt das Zauberreich in Gestalt der Initiationsführerin, hier Hexe genannt, vor. Geister, Dämonen, Schutzengel, vernichtende Gedanken, gemeines Geschwätz, spirituelle Nadelstiche – alles kommt von hinten. Deshalb tust du gut daran, die Sensoren deines Rückens zu entstauben und zu pflegen (wie das geht, habe ich in „Eine Göttin für jeden Tag", „Mond Tanz Magie", „Auf der anderen Seite der Haaresbreite", „Die Bärin im 11. Haus" beschrieben).

Abgesehen davon, daß es dir einen guten Kontakt zu deinen Schutzgeistern und GöttInnen verschafft, bringt intensive Imagination dem Rücken nie geahnte Kräfte.

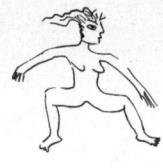

Stell dich aufrecht hin, schließ die Augen, geh mit deinem Bewußtsein ganz in deinen Rücken. Wandere zuerst vom untersten Lendenwirbel an der Wirbelsäule entlang hoch, atme dabei ruhig und gelöst. Dann werde dir der Rippen im Brustkorb bewußt und mach dir einen Augenblick die Beweglichkeit, die Elastizität des Brustkorbs bewußt. Belebe jetzt alle Sensoren in deinem Rücken: Nimm wahr, welcher Art diese Sensoren sind. Siehst oder fühlst du sie? Sind sie wie Augen, wie Tentakel, wie Haare, wie Fühler? Richte dein Sensorensystem ein. Fühl die Umgebung deines Rückens ab.

Beende die Übung, indem du deine Rückensensoren in der Imagination verblassen läßt, ohne daß sie dadurch verschwinden.

Du kannst sie trainieren, indem du sie gelegentlich bei einem Spaziergang oder an einem fremden Ort einsetzt.

Laß dir von deinen Sensoren so viele Informationen wie möglich geben. Spür dich immer wieder hinein, versuche vor deinem inneren Auge zu sehen, was hinter dir ist.

Laß deine Handflächen nach hinten schauen. Versuche, mit deinen Handflächen die Realität hinter deinem Rücken zu erfühlen. Zum Abschluß legst du die Handflächen aufs Kreuzbein und spürst jetzt der Energie deiner Handflächen im Rücken nach.

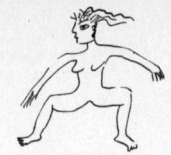

Dreh dich mit dem Oberkörper auf einem Stuhl oder im Schneidersitz sitzend so weit nach links, wie du kannst, ohne die Hüften mitzudrehen. Dasselbe nach rechts.

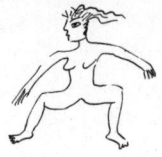

Stell die Pobacken nach hinten auf wie Ohren. Versuch mit den Pobacken zu horchen (das ist so lustig, wie es klingt).

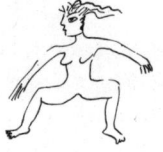

Fühl mit dem Nacken die Umgebung hinter dem Kopf ab. Weite den Nakken in der Imagination nach hinten. Zieh ihn ein wenig aus der Wirbelsäule heraus, indem du dir vorstellst, das Universum zieht dich mit seiner Anziehungskraft von der Erde weg.

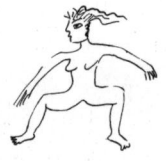

Wetz deinen Rücken und deinen Po an einem imaginären Baum hinter dir.

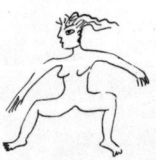

3. BESEN VERSCHLUCKT?
Das Erbe der Inquisition

Wie das Gerücht aufkam, die Wirbelsäule habe etwas mit einem Kreuz zu tun, weiß ich auch nicht. Vermutlich entspringt der Begriff dem typisch patriarchalen Problem, nur in eine Richtung zu gehen, vorsichtshalber. Man schaut sich den armen Kerl Jesus an, wie er da am Kreuz hängt, und benennt gleich den halben Körper nach seiner Todesursache. Die heilige Einfältigkeit würde auch nicht so gut klingen wie die Dreifaltigkeit.

Das Kreuz gilt in christlichen Kreisen als Legitimation für alle Sünden, allen Ärger, alle Qualen. Daher der Spruch, jeder habe sein Kreuz zu tragen. Wieso eigentlich? Das ist ja nicht mal innerhalb der christlichen Ideologie logisch, denn das hat doch Jesus angeblich für uns alle schon getan. Außer ein paar wildgewordenen Pilgern in Altötting habe ich bisher niemanden gesehen, der wirklich ein Kreuz herumgeschleppt hätte. Und was heißt schon „das Kreuz mit dem Kreuz"? Der Zusammenhang zwischen dem komplexen Zentrum des Körperuniversums und einem Kreuz ist ungefähr so aufregend wie die Geschichte von Eva und Adams Rippe. Soviel zu den Spuren, die uns nicht weiterbringen.

Interessanter ist schon die Tatsache, daß praktisch alle Funktionen des sogenannten animalen Nervensystems (zuständig für die Kontrolle der Skelettmuskeln, für Wahrnehmungen und Denkvorgänge) und des vegetativen Nervensystems (kontrolliert unabhängig vom Willen die Tätigkeit der inneren Organe) von den Rückenmarksnerven ausgehen. Das Rückenmark und die Nerven, die durch die Wirbelsäule wie eine Art Hauptkabel nach oben steigen, sind Impulsgeber, Kommunikationszentrum, HüterInnen der Erinnerung, Schutzschilde der Seele.

Das animale Nervenzentrum, verbunden mit dem uralten Stammhirn, führt in die Traumzeit, in den Traumkörper und in die ganz alten Fähigkeiten von Aufspüren, Erahnen. Wer glaubt, Intuition und Magie habe etwas mit Esoterik zu tun, hat einfach aufgehört, die eigenen ganz alten Fähigkeiten zu nutzen, aber diese Zentren im Körper, die uraltes Wissen und uralte Kraft beherbergen, haben nicht aufgehört, uns zu schützen und uns Impulse einzugeben. Noch ehe der etwas träge Verstand eine Person oder eine Situation analysiert, gibt uns unser Ur-Zentrum durch: Der stinkt mir. An der Sache ist was faul. Da liegt was in der Luft.

Das nennen wir Intuition. Wenn uns etwas ins Auge fliegt, sind wir nicht darauf angewiesen, daß unsere vom Gehirn gesteuerte Reaktionszeit schnell genug ist, um das Auge zu schützen. Das Auge tut das, wissend, wie unzuverlässig das Hirn sein kann, mit den alten Verbündeten aus animalem und vegetativem Nervensystem.

Ich verlasse jetzt einmal die offiziellen Benennungen und entwerfe ein anderes Bild: Uralte Energien fanden sich zusammen, bildeten einen stofflichen Wohnort, in dem sie sich auf diesem Planeten halten konnten. Mit der Zeit kamen neue Energien dazu und bauten um den Kern herum neue Formen, machten das Gebilde beweglich und nahmen Kontakt zu anderen Gebilden auf. Irgendwann entstand wohl die Idee, eine Art Verwaltung einzurichten, das Hirn. Kaum war die Verwaltung installiert, verbrauchte die den größten Teil der Energie, und es wurde nur noch gemacht, was von dort abgesegnet war.

Dummerweise war die Verwaltung keineswegs auf dem neuesten Stand, was das Wissen, die Informationsbausteine, das Archiv des von ihr verwalteten Bereichs betraf. Auch das uralte Archiv wurde nicht mehr abgefragt, verstaubte und verkümmerte fast vollständig. Ich spreche vom menschlichen Körper.

Der Kopf, diese übergeordnete und mittlerweile von der Basis oft abgetrennte Verwaltung, ist manipulierbar, ja korrupt. Hypnotische Befehle in der frühen Entwicklung liefern ihn fast vollständig der Herrschaft fremder Energieeinheiten aus. Ein Satz wie „Sei doch vernünftig" genügt, um das Hirn auf den neuesten Stand der Unterwerfung zu bringen. Der Kopf ist bereit, jeden Schmarren zu lernen, auch wenn das noch so sinnlos ist, jede Demütigung zu speichern, Schuldgefühle und Selbstvorwürfe auszubrüten, jeden erlernten Käse wiederzugeben. Das Hirn verhandelt, räsoniert, wägt ab, denkt hin, denkt her. Und es ist trotzdem immer verbunden mit diesen Urkräften, die sich in ihre uralten Wohnorte zurückgezogen haben und nur noch selten Lebenszeichen geben.

Während der Kopf so merkwürdige Dinge von sich gibt wie: Ich bin nicht gut genug. Ich kann mich nicht richtig ausdrücken. Ich bin nichts wert. Das ist mir peinlich! usw., arbeitet das Archiv, speichert, tastet ab, verstaut Eindrücke. Dieser uralte Tempel, der eine Verbindung aus Impulsen, Wahrnehmungen, Gedanken, Körperkräften und Erinnerung ist, nimmt alles auf, archiviert Erfahrungen, bewahrt Geheimnisse und tiefes Wissen.

Irgendwann wird der Kontakt gelingen. Irgendwann wird dieses Wesen, das mit all diesen phantastischen Bauteilen ausgestattet ist, die Komplexität seiner Gesamtheit erfassen und damit spielen. Aber bis es soweit ist, schützen diese uralten Babysitter das verletzliche Wesen, so gut es geht. Nicht immer gelingt das vollständig.

Stammhirn und Nervenzellen in der Wirbelsäule sind dieses alte Kommunikationssystem, das Impulse an den Körper weitergibt, auch wenn das Hirn zensiert und sagt: Das vergessen wir besser.

Zu vergessen gibt es viel im Körper einer Frau. Das Trauma, mit dem wir alle noch irgendwie zu tun haben, ob bewußt oder unbewußt, ist die Inquisition, die Zeit der sogenannten Hexenverfolgung, dieser patriarchale Putsch um die ausschließliche Macht, möglichst auf der ganzen Erde, möglichst über alle Wesen, wobei die Frauen auf der Stufe der Tiere rangierten, denn ihnen gestanden die christlichen Patriarchen keine Seele zu. Es ist eine Zeit, in der das Männliche zum alleinigen Recht, das Weibliche Unrecht wurde. In der Irrenhäuser zur Bändigung weiblicher schöpferischer Kraft eingerichtet wurden. In der die männliche Frustration über die weibliche Komplexität, die zu verstehen ein Mann kaum je in der Lage war, zur grausamen Vernichtung von Frauen führte.

Diese von der Kirche durchgeführte Inquisition und Ausrottung von Frauen diente zum einen der Bereicherung. Frauen waren im frühen Mittelalter noch nicht macht- und besitzlos. Sie besaßen Ländereien, sie waren in Handwerksgilden organisiert, sie betrieben eigene Geschäfte. Als Hebammen und Heilerinnen sorgten sie dafür, daß die Menschen Hilfe bei Krankheit und Geburt hatten, und waren für die Übermittlung von Nachrichten zuständig. Zum anderen richtete sich die Inquisition gegen andere Lebens- und Glaubensformen, die ja noch bis ins 16. Jahrhundert überall neben dem christlichen Glauben existierten. Da die Kirche den Anspruch stellte, den einzig richtigen Glauben zu haben, und diesen durch militärische Aktionen überall durchsetzte (Bekämpfung der „Ketzer" und der Juden, Kreuzzüge, „Missions"reisen, Kampf gegen Andersgläubige und „Hexen"), konnte keine andere spirituelle Gruppierung überleben. Noch heute bezeichnet die Kirche jede nicht monotheistisch orientierte Gruppierung als Sekte.

Von dieser extremistischen Attacke der Kirche haben wir Frauen uns bis heute nicht erholt. Wenn wir unsere Eigenmacht spüren, wütend oder sauer sind, wenn wir anderer Meinung sind, wenn wir uns stark und toll finden, wenn wir Lust empfinden, wenn wir auf die christliche Moral pfeifen, kommt die Erinnerung an die Zeit, in der jene gefoltert und ermordet wurden, die sich nicht unterwarfen, die nicht „unter der Haube" sein wollten. Die sich weigerten, einen Mann als Vormund zu akzeptieren. Die anders dachten und handelten als Männer. Die andere spirituelle Überzeugungen hatten, als es die Kirche erlaubte. Die sich nicht unterwerfen, nicht dienen wollten.

Jetzt durften wir nicht mehr mit dem Finger auf Menschen zeigen, weil in unseren Fingern uralte Kraft fließt. Wir mußten den Blick niederschlagen, weil wir mit unserem Blick Verlogenheit und Feigheit entdecken könnten und weil der Blick Macht ausdrückt. Wir mußten uns ducken, weil es einer Frau nicht zustand, auf gleicher Höhe mit einem Mann zu sein. Wir schnürten unsere Taillen, bis wir in Ohnmacht fielen, weil Männer Wespentaillen hübsch fanden und vor allzu kräftigen Frauen Angst bekamen. Wir stöckelten in zu engen, zu hohen Schuhen durch die Welt, damit wir uns nicht an die Kraft unserer Füße erinnerten. Wir quetschten unsere Bäuche in Mieder und unsere Brüste in Korsagen und Büstenhalter, die hochpreßten, was Männern ein appetitlicher Anblick war, und versteckten, was sie nicht sehen wollten.

Das Drama, das uns im Rücken steckt:
- Wir müssen ständig aufrecht stehen und gehen, obwohl wir dafür nicht gebaut sind, und das oft noch in zu engen, zu hochhackigen, zu unbequemen Schuhen.
- Wir versuchen ständig, uns mit Männern auf engstem Raum zu arrangieren, obwohl wir mit ihnen nicht kompatibel sind und die Verbindungsmöglichkeit sehr begrenzt ist (wir gleichen das aus, indem wir unsere ganze Phantasie aufbringen und Bezie-

hungen harmonisieren, schönen, frisieren, dadurch machen wir es unmöglich, wirkliche menschliche Verbindungen zu Männern zu haben).

- Wir werden dazu erzogen, zu erwachsenen Männern höflich und nett zu sein, Antworten zu geben, wenn wir gefragt werden, und zu akzeptieren, daß Erwachsene unfehlbar sind und der Vater das letzte Wort haben muß, obwohl unsere Spezies männliche Bruträuber und Kannibalen hervorbringt.
- Wir dürfen auf unsere alten Informationen nicht zurückgreifen, obwohl diese die einzige Garantie unserer Unversehrtheit und unseres Glücks sind (dann heißt es: Du spinnst, du gehörst in eine Anstalt. Oder bestenfalls: Du mit deinen Gefühlen!).
- Unsere Eigenmacht wurde gebrochen; wir befinden uns im Belagerungszustand.
- Sexualität und Sinnlichkeit können wir nicht frei ausleben, wie es unserer individuellen Komplexität entspricht.

All das fällt uns in den Rücken. Der Kopf verdrängt. Aber der Rücken archiviert. Alles. Der Rücken ist das Archiv der Seele. Die Besen, die unseren Raum freifegten und unerwünschte Geister vertrieben, die uns das Wirbeln und die Verbindung zur Erde lehrten, die die Geister vertrieben und riefen, ganz nach Wunsch, mit denen wir tanzten, die wir uns zu Gesellschaft und Schutz holten, verschluckten wir. Wir zogen unsere Fühler ein, erstarrten, vergaßen das lustvolle Schwingen und Drehen des Hinterns, das Kreisen und Hüpfen und Wirbeln.

Organisiere dir einen schönen Besen, besonders gut ist ein handgemachter. Du kannst solche Besen auf Märkten finden. Besen verkörpern die Verbindung zwischen Himmel und Erde, zwischen Mensch und Natur. Sie beleben und wecken die Lebensgeister. Tanze mit ihm, schwinge ihn in alle Richtungen, schlag einen Rhythmus auf die Erde, laß dir Spiele mit dem Besen einfallen und denk mal darüber nach, wieso die christliche Inquisition so miese Geschichten über Hexen und Besen verbreitet hat. Haben wir nicht gelernt, daß dort, wo am schärfsten diffamiert wird, interessante Energien zu entdecken sind? Richte dem Besen ein hübsches Plätzchen in deiner Behausung ein.

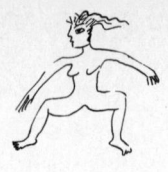

Hast du schon einmal Soldaten paradieren sehen? Dieser gerade Rücken! Dieser Stechschritt, diese totale Fremdsteuerung! Diese Abwesenheit von natürlicher Intelligenz! Dieser Versuch, den Rest menschlicher Substanz als Mechanik zu tarnen. Rührend. Gleichzeitig ist es dieses Bild, das die Forderung nach dem aufrechten Gang illustriert. Wir lassen uns nicht beugen und nicht brechen, ha, wir sind aufrecht. Aufrecht gehen wir sogar in den Tod.

Schau dir dagegen Bambus an. Wie aufrecht und weich zugleich, wie biegsam! Dem Wind hingegeben, bewegt sich Bambus mit der einwirkenden Kraft, geschmeidig der Erde entgegen und elastisch wieder zum Himmel, ohne auch nur eine einzige Faser zu verletzen. Die Wachstumskraft von Bambus ist durch nichts zu bremsen, Bambusschößlinge sprießen überall durch. Und der Bambus-Stamm ist nicht zu brechen. Egal wie weit er gebogen wird – Bambus gibt nach. Vermutlich ist Bambus deshalb in der Philosophie des Taoismus zum Symbol für Weisheit geworden. Yoga, Qui Gong und Tai Chi, die fernöstlichen Atem- und Körpertechniken, arbeiten mit dem Bild des Bambus, um die Geschmeidigkeit des Körpers wieder zu erreichen.

Das „Aufrechte" gilt uns als das einzig Wahre, und wer nicht lügt, ist „aufrichtig". Erhobenen Hauptes –

das ist die richtige Gangart. Ich würde zwar lieber die Abgeordneten im Parlament auf allen Vieren herumkriechen sehen, als sie so aufrecht bei ihren vorher manipulierten Abstimmungen zu beobachten. Geben wir's zu: Das Aufrechte hat schon lange seinen symbolischen Wert verloren, so aufrecht sich die Manager und Politiker auch halten, ehrlicher werden sie dadurch nicht. Eher schon drängt sich der Vergleich mit der Leichenstarre auf. Aber das Streben nach Oben gilt uns halt immer noch als unabdingbar, denn Oben muß gut sein, wenn auch nicht so recht klar ist in einem unendlichen Universum mit runden Sonnen und Planeten auf einer runden Erde, was eigentlich oben und unten wirklich ist.

Woher kommt diese Vorstellung? Als die christliche Kirche ihren Feldzug gegen Andersdenkende anfing, galt die Welt ja als Scheibe. Oben war der Himmel, unten die Hölle, und dazwischen trieben sich Verbrecher wie Giordano Bruno, Johannes Kepler und Galiläo Galiläi herum, die es wagten, öffentlich zu sagen, die Welt sei rund und drehe sich um die Sonne.

Wenn unten die Hölle und oben der Himmel, wenn der Unterleib das Verhängnis und der Kopf das Edle ist, dann kann ein Mensch wohl kaum in der Nähe der Hölle, im Dunstkreis des Unterleibs herumliegen. Er muß sich aufrichten. Unten ist das Niedere, Schlechte, Verwerfliche. Kein Wunder, daß selbst Säuglinge aus dieser niederen Position aufgerichtet werden. Denn unten ist der Dreck, und der ist bekanntlich gefährlich.

Wie gefährlich? Keine Ahnung. Aber alles Gute kommt von oben, soviel steht fest. Oben ist nun mal der Himmel, wenn auch nicht wirklich feststeht, was oben ist, denn was am Tag oben ist, liegt nachts unter uns. Also ist das Gute nachts das Schlechte, und kommt nachts vielleicht alles Gute von unten? Ist das, was uns tags die Hölle ist, nachts der Himmel?

Der Kirche galt auch der aufrechte Gang als eines der Zeichen, daß der Mensch dem Tier überlegen ist. Der Mann. Denn die Frau gehörte ja, wie schon erwähnt, bis vor relativ kurzer Zeit zur Tierwelt. Die Geschichte der menschlichen Entwicklung wird nach wie vor in Museen, in Zeitschriften als Geschichte der Aufrichtung vom Affen zum Mann beschrieben.

Il pesce puzza dalla testa, der Fisch stinkt vom Kopf her, sagt ein italienisches Sprichwort und meint eigentlich nicht unbedingt den Fisch als solchen. Der Kopf, der so aufrecht, so weit oben, so abgetrennt vom Rest des Körpers sein Ding macht, ist bei der Aufrichtung auch eins der Hauptprobleme: Während du das liest, überprüfe einmal, wie dein Kopf steht. Neigen sich die Schultern leicht nach vorn, während das Kinn ein wenig nach oben zeigt? Hat dein Nackenbogen einen starken Knick? Ist das Kinn weit vorgereckt? Beobachte deine Kopf- und Schulterhaltung, ohne sie zu verändern. Und überlege, wie sich die Einwirkungen des Alltags auf deine Schultern und deinen Kopf auswirken. Wie die Schultern und Arme den zu großen Busen schützen, wie der Oberkörper nach vorn sinkt, wenn du dich schutzlos, gedemütigt fühlst. Wie sich der starke Rücken um die schwachen Weichteile des vorderen Körpers ausbreitet und den Körper in Richtung embryonaler Schutzhaltung beugt.

Wenn schon aufrecht, dann mühelos. Da die Aufrichtung tatsächlich unser Hauptproblem ist, wird es lebensnotwendig, sie gelegentlich aufzugeben bzw. bewußt zu spüren und zu kontrollieren. Am leichtesten ist das aufrechte Sitzen, wenn Schultergelenke über Hüftgelenken, und das Stehen, wenn Fußgelenke, Hüftgelenke und Schultergelenke übereinanderstehen, wenn Beine und Körper von der Muskulatur bewußt unterstützt werden. Die Standbein/Spielbein-Haltung bringt es mit sich, daß wir immer nur mit einem Fuß wirklich auf dem Boden stehen, das heißt: Nur eine Seite wird belastet und die immer, weil wir uns gewohnheitsmäßig auf eine Lieblingsseite einpendeln. Beim Sitzen sinken wir meist mit Unterstützung der Arme auf eine Tischplatte, zur Seitenlehne unserer Lieblingsseite oder nach hinten in irgendwelche Kissen oder Polster.

Sogar wenn diese Haltungen bequem erscheinen, müssen unzählige Muskeln, von deren Anwesenheit, geschweige von deren Arbeit wir gar nichts wissen, hart arbeiten. Verspannungen und Schmerzen gehen deshalb oft von diesen unbemerkten, völlig überlasteten Muskeln und Bändern aus. Der Körper wird zum Schlachtfeld, wenn der Kopf diktiert und der Körper nichts mehr zu melden hat.

Dann gibt es erste Warnungen. Werden die nicht beachtet, greift der Körper zum einzigen Mittel, das er gegen den Kopf hat, gegen die ständigen (oft idiotischen) Befehle, gegen die Unterversorgung, was Sauerstoff und Nährstoffe betrifft: Er streikt. Und all die vergessenen, nicht wahrgenommenen Einheiten werden zu Barrikaden zwischen den Befehlen des Gehirns und ihrer Ausführung durch Muskeln, Nerven, Bänder usw.

Wo setzt du dein ICH an? Wenn du dich selbst definierst, welche Körperstelle taucht vor deinem inneren Auge auf? Ist ICH auch dein Dickdarm? Warum bist du dann verstopft? Ist ICH dein Rücken? Ist ICH die chronisch schmerzende Muskelverspannung im unteren Rücken? Die Sehnen deiner Hand? Deine Ferse? Deine Bauchspeicheldrüse? Wieso kannst du sie dann nicht abrufen? Wieso kannst du nicht sagen, wie sie funktionieren? Wenn dein ganzer Körper zu dir gehört, ICH ist, wieso kannst du eine Verspannung dann nicht auflösen? Vielleicht, weil du so sehr mit dem Kopf in höheren Sphären schwebst, so sehr mit der Aufrichtung beschäftigt bist, daß du die niederen Bereiche gar nicht wahrnimmst?

In solchen Kategorien denkst du nicht? Sind wir nicht alle von diesen „Werten" gehirngewaschen?

Der höhere Geist, das höhere Selbst, der heilige Geist, die höheren Mächte, der niedrige schmutzige Körper, die schleimigen, stinkenden Untergründe – wer ist wirklich frei von der christlich-zivilisierten Manipulation, wer verbindet religiöse Empfindungen mit der Klitoris und empfindet den Kopf als schmutzig?

Tatsache ist, daß Körper, Hirn, Bewußtsein in jedem Augenblick bereit sind, neue Impulse aufzunehmen, Gespeichertes abzurufen und zu korrigieren. Das heißt, daß wir in jedem Augenblick unseres Lebens alle Impulse neu ordnen, eine neue Struktur schaffen, mit neuen Augen das Leben betrachten können. Wenn wir wollen.

Ich glaube, wir haben begonnen, uns aufzurichten, als wir uns unserer kosmischen Herkunft bewußt wurden und die Sehnsucht nach dem Universum immer stärker wurde. Denn genau das ist heute unser Konflikt: Wir leben auf der Erde, der Körper will und braucht die Erde, den Bodenkontakt, aber der Kopf, das Bewußtsein braucht die Weite des Universums und denkt fort von der Erde. Und in Konflikt kommen wir auch nur, weil wir uns bloß entweder das eine oder das andere denken können. Frauen „handeln aus dem Bauch", Männer „sind kopfig". Alles Blödsinn. Jeder einzelne Mensch ist mit der Erde verbunden, ist ein Stück Natur, und jedes lebendige Wesen ist am Ende nur Energie, ein Teil des Universums. Wozu alles trennen, wenn alles gleichzeitig möglich ist?

Stell dich aufrecht hin: die Füße parallel, die Knie nicht durchgedrückt, Kniegelenke über den Fußgelenken, Hüftgelenke über den Kniegelenken, Schultern über den Hüften, die Oberschenkel kannst du ganz leicht nach außen drücken, dadurch wird dein Stand sehr stabil, und du nimmst dem Rücken Arbeit ab. Stell dir jetzt vor, daß du Teil eines weitverzweigten Energienetzes bist, ein Punkt unter Milliarden. Über dieses Netz fließt Energie zu dir. Laß diese Energie durch deinen Scheitel einfließen und durch den Wirbelkanal strömen.

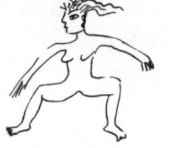

Stell dir vor, wie diese Energie deinen Rücken energetisiert und stärkt. Begleite den Energiestrom, der in die Erde abfließt. Sei gleichzeitig die immer nachfließende Energie, der Körper, das Bewußtsein, die Aura. Sei im Körper und weit draußen im Universum und in der Erde zugleich. Versuch, in deiner Imagination so frei zu sein, daß du dir alles vorstellen kannst. Beende die Übung, indem du das Energienetz und den Energiestrom verblassen läßt – im Bewußtsein, daß du diese Energie jederzeit aufleben lassen kannst.

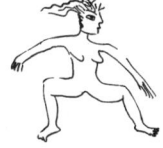

Leg dich auf den Rücken und wetze mit dem Po und den Schultern in entgegengesetzter Richtung auf dem Boden, als wolltest du deinen Rücken kratzen oder etwas abwischen. Wenn du aufstehst, drehst du dich am besten über die rechte Seite, stützt dich mit beiden Händen ab und kommst auf die Knie und richtest dich so wieder auf.

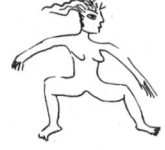

Kauf dir ein Springseil und spring, so oft du Lust hast, das hilft, die Flügel zu beleben (wer nicht springen kann, hat auch Mühe zu fliegen). Außer-

dem ist es gut gegen Osteoporose
Aber das Schönste am Seilhüpfen ist,
daß es dich in die Leichtigkeit des
kindlichen Körpers zurückversetzt.

Den gleichen Effekt hat es, wenn du
auf der Straße wie ein Kind hüpfst,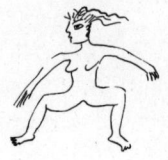
von einem Fuß auf den anderen, in
großen Sprüngen, ich glaube, du
weißt, wie ich meine, dieses wundervolle Emporschnellen und auf einem
Bein landen und wieder hochhüp-
fen, um auf dem anderen Bein zu
landen, doppelhüpf, hoch und rüber,
doppelhüpf hoch und zurück. Alle
Sprünge beleben die Knochen, sind
aber selbstverständlich nur im be-
schwerdefreien Zustand möglich.

Wenn ich mit Frauen Imaginationsübungen mache und sage: Stellt euch eine glückliche Situation in der Kindheit vor, dann kann ich spüren, wie sich von einem Augenblick zum nächsten die Atmosphäre verändert. Betroffene Stille. Da sind jede Menge Demütigungen, Schrecken, Ängste, Enttäuschungen, schmerzhafte Stiche, aber wo ist das Glück der Kindheit? Während es kompliziert ist, die oft nur wenigen Glücksmomente herauszufiltern, kommen die unangenehmen Erinnerungen der Kindheit auch ungerufen. Je älter wir werden, um so mehr scheinen wir dem Anfang unseres Lebenskreises zuzuneigen. Und Ereignisse, die wir lange verdrängt haben, werden jetzt mit Macht an die Oberfläche geschwemmt. Eine neunzigjährige Patientin schrie in einem englischen Dokumentarfilm, als sie von einer Schwester gewickelt wurde: Hör auf! Ich will nicht, daß du das mit mir tust, Daddy!

Am Grab der vergewaltigten und ermordeten zehnjährigen Kim brachte der Geistliche einen befremdlichen Vergleich. Er sprach davon, daß Kim dem Mörder ausgeliefert gewesen sei, „wie ein Reh in der Steppe allein dem Löwen gegenüberstehe".

Dieser Vergleich hinkt gleich mehrfach: Zum einen ist da nicht ein natürlicher, seinem Instinkt folgender Löwe, der sich Beute holt, sondern ein psychisch gestörter Verbrecher, zum anderen ist ein kleines Mädchen nicht die natürliche Beute eines erwachsenen Mannes. Und weil wir gerade bei diesem schiefen Bild sind, das viel über das Selbstverständnis einer von männlichen Bedürfnissen und männlichem Urteil geprägten Kultur aussagt, bleiben wir ruhig dabei, denn gerade in diesem Jäger-und-Beute-Bild wird etwas über die Schizophrenie kindlicher Erfahrung deutlich. Jede Tiermutter bringt ihrem Nachwuchs bei, was gefährlich, was lebensnotwendig ist. Die angeborenen Reflexe bei Gefahr für Leib und Leben werden verstärkt. Was gefährlich ist, wird nicht gleichzeitig als erstrebenswert beschrieben, oder anders gesagt: Die Gazelle weiß um die Gefährlichkeit des Löwen und wird von der Gazellenmutter nicht gezwungen, zum Löwen höflich guten Tag zu sagen.

Stammeskulturen hatten vor der Zwangschristianisierung einen festen rituellen Rahmen, in dem klare Tabus ausgesprochen wurden. „Kinder sind unsere Zukunft", sagt Hanifa, eine Freundin vom Volk der Ga in Westafrika. Ihre Kinder leben mit den Frauen bis zur Pubertät im Frauenteil des Compounds, den kein Mann betreten darf. Die Geschlechtsreife wird mit Ritualen und Einweisungen in das Wissen des jeweiligen Geschlechts gefeiert.

In unserer Kultur (ist einer Kultur zu trauen, die den Begriff „Kulturbeutel" hervorgebracht hat?) gibt es keine Initiation ins Erwachsenwerden, keine wirklichen Tabus. Das Religiöse hat nicht nur seine Bedeutung verloren, oft sind es die Priester, die für Kinder, vor allem für Buben, am gefährlichsten sind.

Wie schützen Mütter, ja, auch Väter, falls sie mal Zeit dazu haben und nicht gerade zu den sexuellen Angreifern gehören, ihre Kinder vor Gewalt? Bei jedem Sexualmord werden zwar Bürgerinitiativen gegründet und der Ruf nach Todesstrafe („Kopf ab", „Schwanz ab") wird laut, Strafverschärfung wird verlangt, aber schützt das Kinder wirklich? Erziehung der Nachkommen besteht hauptsächlich darin, Grenzen zu setzen, dafür zu sorgen, daß die Kinder nicht zuviel Krach und den Eltern nicht zuviel Arbeit und Ärger machen. Die Mutter, die eigentlich den Weg in das Dickicht menschlicher Kultur ebnen, dem Kind alle Koordinaten für eine gelungene Lebensreise vermitteln soll, ist mit dieser Aufgabe überfordert. Sie hat ja oft selbst keine klare Vorstellung, wer sie ist und was sie will. Isoliert lebt sie mit ihrem Kind oder den Kindern, im Konflikt mit dem Vater, der meistens durch Abwesenheit glänzt. Und sie weiß: Wenn was schief geht, bist du schuld.

Zur Standardausrüstung der westlich-zivilisierten Erziehung gehört, daß Kinder „anständig" sein müssen, möglichst „höflich". Sie sollen einen guten Eindruck machen, damit an den Eltern kein Vorwurf hängen bleibt. Die Angst vor „Peinlichkeiten" ist größer als die Loyalität zu den Kindern. Wer aber zu seinem Kind sagt: „Gib dem Onkel ein Bussi" oder „jetzt geh halt zum XY hin, der ist doch so nett", wer dem Kind seinen angeborenen Instinkt für Gefahr nimmt und verlangt, daß es gegen seinen Willen freundlich, nett und lieb ist, wer seine Kinder dazu abrichtet, Erwachsene zu grüßen, zu Erwachsenen artig zu sein und zu akzeptieren, daß Erwachsene immer recht haben – „halt deinen frechen Mund!" –, kann nicht erwarten, daß dieses Kind im Gefahrenfall rechtzeitig den Braten riecht und auch noch unhöflich ist und wegrennt oder gar schreit – schreien darf ein Kind ja auch nicht. „Sei still, was sollen denn die Nachbarn denken!"

Wer so erzogen wurde, hat Hemmungen, sich einzumischen, wenn ein Mann ein Kind schlägt oder zerrt – es könnte ja „sein Kind" sein! –, wenn ein Kind ganz unerträglich schreit oder wenn eine subtile Situation entstanden ist, die man vielleicht noch gar nicht als potentielle Gewaltsituation erkennen kann, die aber zum Himmel stinkt.

„Es war nicht leicht, mit ihr fertigzuwerden. Nur sehr unlustig verdiente sie ihr Geld. Wenn man bedenkt, daß sie dauernd alle möglichen kleinen Geschenke von mir bekam, Süßigkeiten oder jeden Kinobesuch, wenn sie mich nur darum bat – obwohl ich natürlich schon einmal einen Zusatzkuß oder sogar eine ganze Sammlung ausgewählter Liebkosungen forderte..." schreibt Vladimir Nabokov im Roman *Lolita*. Ein schlechtgeschriebenes, pathetisches, verlogenes und wehleidiges Altmännergeschwitze, wie ich finde, aber ich bin ja auch so eine wie die, mit der Nabokov auf Seite 158 kurzen Prozeß macht, „die alte Hexe, die enervierende Mama", die sich wie eine Löwin über ihr Junges wirft, damit es nicht von einem sabbernden alten Mann geschändet wird.

Nabokovs sexuelle Übergriffe an einer Zwölfjährigen werden gerade wieder zu einer großen Kulturleistung unserer Zivilisation hochgejubelt – mit fatalen Folgen für Mädchen. Hier wird in der Kunst zementiert, was Kindern von klein an saurer Alltag ist: Die sexuellen Triebe des Mannes sind unantastbar.

Jedes Jahr werden mehr als eine halbe Million Kinder sexuell mißbraucht. Die Dunkelziffer liegt weit höher. Ich arbeite seit dreißig Jahren mit Frauengruppen, und nur etwa zehn Frauen von hundert haben überhaupt keine Erinnerung an sexuelle Übergriffe von Männern während ihrer Kindheit. Nur etwa 6 Prozent bekanntgewordener sexueller Übergriffe werden von fremden Männern begangen, was bedeutet, daß die Familie und der nähere männliche Bekanntenkreis für Mädchen die größte Gefahr darstellen. Frauen, die sich darüber aufregen, werden als humorlose alte Jungfern diffamiert, aber ich kenne keinen Mann, der folgenden Witz lustig findet, der zur Zeit in Münchner Schulen kursiert: Was ist ein Gefängnis? Artgerechte Haltung für Männer.

„Ich müßte die Polizei anrufen und sagen, daß du mich vergewaltigt hast. Machte sie nur Spaß? Ein unheilverkündender hysterischer Ton klang in ihren törichten Worten mit. Gleich darauf zischte sie durch die Lippen und fing an, sich über Schmerzen zu beklagen, sagte, sie könne nicht sitzen, sagte, ich hätte etwas in ihr zerrissen." Das schreibt Nabokov über sein zwölfjähriges Opfer in seiner „tragischen Passion" – Klappentext rororo – „einer der großen Liebesromane der Weltliteratur, in dem noch einmal in unserer Zeit der kleinen Gefühle die Liebe als absolute und tödliche Macht erscheint".

Kein Wunder, daß Stammessprachen das Wort „Liebe" nicht kennen.

Sexueller Mißbrauch, das sind „Straftaten gegen die sexuelle Selbstbestimmung". Woher weiß ein Kind, daß es „Nein" sagen darf, ja muß, wenn es darauf getrimmt ist, zu gehorchen? Wer hilft einem Kind, wenn es dem Gewalttäter ausgeliefert ist? Was weiß ein Kind von sexueller Selbstbestimmung?

Eigentlich ist es ein Wunder, daß so viele Kinder ihre Kindheit überleben. Hilflos der Willkür überforderter Eltern ausgesetzt, in einer Zivilisation, die für Kinder keinen Platz hat, werden die Kinder schon im zartesten Alter Gewalt, seelischen Zusammenbrüchen, Wut, Zerstörungsattacken und sexuellen Übergriffen ausgesetzt. Während ein kleiner Körper gerade erst versucht sich aufzurichten, wird er schon zusammengestaucht. Während die Lebensenergie zu fließen beginnt, wird sie schon blockiert. Nicht lustvolle Lernprozesse, spielerische Versuche an der Realität prägen uns, sondern Verbote, Grenzen, Gewalt.

Wir werden weise geboren und verlieren im Lauf unserer Kindheit oft unser Wissen wieder. Konfrontiert mit Eltern, die von den Wundern des Universums keine Ahnung mehr haben, müssen wir uns mehr und mehr auf ihre desolate Situation einlassen. Wir haben keine Wahl, allein sind wir nicht lebensfähig. Weil wir als mitfühlende Wesen geboren werden, beginnen wir, ihre Nöte und Ängste zu teilen, wir bedauern sie, sogar dann noch, wenn sie uns Gewalt zufügen, weil wir spüren, daß sie schwächer sind als wir.

Erwachsene werden uns als höhergestellte unfehlbare Autoritäten dargestellt, aber in ihren Handlungen, Worten und Gesten erkennen wir ihre Hilflosigkeit. Die uns angetanen kleinen und großen Gewalttaten verarbeiten wir, so gut es geht, wir richten uns ein im Chaos der scheinbaren Ordnung. Wir lernen, was wir nicht sagen, wen wir nicht „reizen" dürfen. Wir gewöhnen uns an launische, unberechenbare, gewalttätige, vom Leben enttäuschte Väter, an Alkoholiker, an frustrierte, bis zum Wahnsinn unterdrückte Mütter, die mit Kochlöffeln und Teppichklopfern auf uns losgehen. Fieberhaft arbeitet das Hirn, um all die Widersprüche und Ungereimtheiten zu einem Bild zusammenzusetzen. Faustschläge, Schreie, verzerrte Gesichter, Tritte – alltägliche Realität von Kindern, gegen die sie nichts, gar nichts tun können. Der Körper, der aufblühen und wachsen möchte, krümmt sich zurück. Die Sehnsucht nach der Geborgenheit des Bauchs wird übermächtig.

Da sind ein paar Leute auf Gedeih und Verderb zusammengesperrt in ein paar Zimmern – ein Mann und eine Frau, die sich praktisch nicht kennen, nichts voneinander wissen, nichts über sich selbst wissen, nichts von ihrer Sexualität, von ihrem Bedürfnis nach Raum und Zeit und Stille. Ein Kind, das diesen zwei Eltern ausgeliefert ist. Eine Wohnungstür, die nichts nach außen dringen läßt. Erst in therapeutischen Sitzungen oder im Kreis von Freundinnen tauchen manchmal Fragmente des Schreckens auf.

Wer durch eine stille nächtliche Straße geht, hört nichts vom Wahnsinn der zivilisierten Menschen. Kaum etwas davon wird öffentlich. Nicht schon wieder eine Vergewaltigungsstory bitte! Langweilig! Hatten wir das nicht schon? Die kauen auch ewig auf den gleichen Themen rum. Jetzt ist es aber genug!

Frauen sind halt so wehleidig. Immer müssen sie ihre sentimentalen Geschichten hervorzerren. Frauen haben überhaupt keinen Humor, verstehen echt keinen Spaß.

Die Wissenschaft wird auch ziemlich ungenau, wenn es um die Einschätzung der menschlichen Spezies geht. Bei Tieren gehen den Wissenschaftlern Begriffe wie „Bruträuber" locker über die Lippen. Wenn bei der menschlichen Spezies die Väter in sexueller und gewalttätiger Absicht auf die Jungen losgehen, wird das wissenschaftlich nicht problematisiert. Würden Affenmütter ihre Jungen den gewalttätigen Männchen ausliefern und sie nicht schützen, wäre das für Wissenschaftler eine Sensation. Vermutlich würde man das „vermenschlichen" nennen.

Die täglichen kleinen Demütigungen, die offensichtliche und versteckte Gewalt, die Angst, etwas nicht richtig zu machen und dafür bestraft zu werden, füttern den Körper und das Hirn mit Impulsen, fahren in die Muskeln ein, lagern sich in den Zellen als unheilvolle Erinnerungsimpulse ab. Ahnungslos kamen wir aus dem Universum, und fassungslos registrieren wir, wo wir gelandet sind. Der Rücken fängt's auf. Wir können den Kopf noch nicht recht heben, da werden wir schon aufgerichtet. Schau mal, sie läuft schon und ist erst acht Monate! Die kleine Wirbelsäule wird zusammengestaucht – ein Vorgeschmack auf den Rest des Lebens. Während wir noch Lichter und Töne abtasten und einzuordnen versuchen, kommen Eß- und Verdauungsvorschriften auf uns zu. Bevor wir noch zu Bewußtsein kommen, haben wir schon eine Vielzahl von Verboten,

Grenzen, Zurückweisungen und Schmerzen verinnerlicht. Wir können noch nicht stehen, da werden wir schon gebeugt, gebrochen. Wir werden zum Einkaufen mitgenommen, herumgezerrt, müssen uns an die Geschwindigkeit von Erwachsenenschritten anpassen und lernen: Zeit ist alles. Los, weiter! Wohin? Keine Ahnung. Hauptsache vorwärts.

Wir entdecken die Welt und öffnen uns. Fußtritte und Ohrfeigen sind die Antwort der Welt auf unsere Neugier. Wutverzerrte Gesichter. Kreischende Stimmen. Wir werden angeschrieen, geschüttelt, gezerrt, gewürgt, geworfen, gequetscht, noch ehe wir stehen können. Wir werden an Töpfchen gebunden, in Zimmer und dunkle Keller eingesperrt, rituell verdroschen. Ungeschützt fallen wir von Tischen und Kommoden. Der erlösende Schlaf wird uns als Strafe auferlegt, eingesperrt in Gitterbetten und Laufgitter werden wir wie Tiere gehalten. Wenn wir schreien, kommen wir in Isolationshaft. Alleingelassen schreien wir nächtelang um unser Leben – das kräftigt die Lungen. Das bricht uns das Kreuz.

Männer stecken uns ihre Penisse in den Mund und benutzen unseren kleinen Körper zur sexuellen Befriedigung, noch ehe wir sprechen und alles bewußt machen, alles sagen können. Das Hirn verweigert sich dieser Erinnerung, es will den Körper lebensfähig erhalten. Der Rücken bewahrt die Erfahrungen auf.

Haut- und Nervenzellen haben ein eigenes Alarmsystem. Tritt eine ähnliche Situation auf wie die, die schon einmal Verletzungen und Schock hervorgerufen hat, gibt die Haut Signale unterschiedlichster Art: Sie juckt, sie brennt, sie wirft Wunden auf, um die inneren Wunden zu zeigen. Die Nerven schrillen, verursachen Kopfschmerzen, ziehen die Muskeln zu größter Anspannung zusammen, blockieren den „Normalzustand". Der Körper verläßt uns nicht, wenn wir ihn nicht verlassen. Das Nervengeflecht würde uns schon Informationen geben, aber alles, was uns zu diesem Alarmzustand einfällt, sind Schmerzmittel und Cortison.

Schmerz, wohliges Erschauern, Gänsehaut, aufwallende Glücksgefühle – das alles gehört zur Sprache des Körpers. Schmerzen sind die geheimen Morsezeichen unserer Zellen. Lachen ist die Schnellkur, die vollkommene Kommunikation aller Zellen. Der Weg des Schmerzes ist ein genauer Lageplan der gestörten Körperkommunikation. Die adäquate Antwort auf Schmerz ist Nachfragen, Aufmerksamkeit und Bereitschaft zur Kommunikation.

Rückenschmerzen sind aktivierte Signale alter, manchmal auch neuer Verletzungen. Ausgelöst werden sie zwar nicht unbedingt nur durch Gewalt- und Streßerfahrung in der Kindheit, aber auch nicht unbedingt durch Überheben, falsche Belastung, Überreizung, Überanstrengung, wenn es auch richtig ist, daß starke Muskeln eine schwache Wirbelsäule stützen und dadurch Schmerzen verhindern. Die stärksten Muskeln können aber gegen Impulse von innen nichts ausrichten, die die Muskeln verkrampfen und einen inneren Alarm auslösen. Es ist vielleicht ein bißchen so wie mit der starken Polizeipräsenz zum Schutz der Frauen auf den Straßen, aber die eigentliche Gefahr ist der Ehemann, der mit der Frau in der abgeschlossenen Wohnung ist. Was nützt es, wenn die Körperkraft reicht, 20 Kilo Einkauf nach Hause zu schleppen, aber nicht, um die gewalttätigen Angriffe eines Ehemanns abzuwehren.

Wenn der eingegebene Befehl: Du darfst nicht! lautet, nützt auch die Muskelkraft nichts. Wenn jedes Aufbegehren, jeder berechtigte Protest, jede Auflehnung, jeder Aufschrei an die Wand „DU DARFST NICHT" prallt, nützt kein Schmerzmittel und kein Fitneßtraining.

Das Stammhirn und die alten Nervensysteme feuern dich an: Du bist bedroht, geh in Verteidigungshaltung, wehre dich, schlag zu, lauf weg. Aber jemand hat dieses fremde Programm eingegeben, das sich jetzt zuschaltet: Das darf ich nicht. Das kann ich nicht. Das steht mir nicht zu. Oder schlimmer: Sei froh, daß ich dich überhaupt wahrnehme.

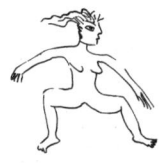 Hast du eine Erinnerung daran, wie es sich anfühlte, als Kind über den Boden oder einen Hügel hinunterzurollen? Es ist nie zu spät für eine glückliche Kindheit! Zieh alte Kleidungsstücke an, die auch schmutzig werden dürfen. Leg dich auf den Boden eines großen Zimmers, es könnte auch ein Turnsaal sein. Rolle dich über den Boden und wieder zurück. Schau die Welt von ganz unten an. Schieb dich, auf dem Rücken liegend, mit den Füßen von einer Seite

zur anderen (ich poliere so mit einer Trainingshose und einem alten Wollpullover das Parkett meiner Wohnung). Dreh dich auf den Bauch und versuch dich ohne die Hilfe von Armen und Beinen, Händen und Füßen vorwärtszubewegen.

Dann setz dich auf, heb die Füße vom Boden und gib dir mit den Händen kleine Schubser, so daß sich der ganze Körper, nur auf den Pobacken ruhend, im Kreis dreht.

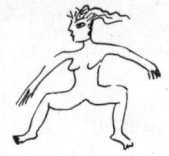

Roll dich embryonal auf der Erde zusammen, mach dich so klein wie möglich, sinke in dich ein und stell dir vor, daß du tief in die Erde sinkst. Stell dir vor, du liegst in einer Nußschale oder in einer Eihaut oder in einem Bau im Inneren der Erde. Such dir ein Bild, das sich angenehm, gemütlich und schützend anfühlt.

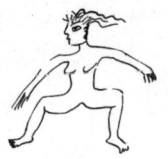

Leg dich auf einem bequemen, weichen, warmen Untergrund auf den Rücken, deck dich mit einer weichen Decke zu. Die Unterschenkel lagerst du auf einem Polster, das du dir vorher hergerichtet hast. Es soll so hoch sein, daß die Unterschenkel einen

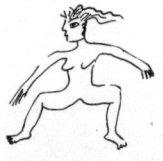

rechten Winkel zu den Oberschenkeln bilden, die wiederum einen
rechten Winkel zum flach liegenden
Körper bilden.

Warum so mathematisch akribisch?
Diese Haltung entlastet den Rücken
mehr als jede andere Haltung. Nur
schwimmend oder schwebend ist der
Körper stärker entlastet. In dieser
Position kannst du das tun, was ich
den „Knochengarten gießen" nenne.
Die Knochen des Körpers sind nicht
starre, unlebendige Teile, sondern
eine stark durchblutete lebendige or-
ganische Konstruktion. Zwischen
den Wirbeln befinden sich die legen-
dären Bandscheiben, die wir aus den
vielzitierten Bandscheibenvorfällen
kennen. Diese kleinen Polster, die
sich im gesunden Zustand mit Flüs-
sigkeit füllen und so die Bewegungen und Stöße des Körpers für die
Wirbel abfangen, werden von uns
arg gequetscht und malträtiert. Durch
die üblichen Hebelwirkungen des
Körpergewichts (auf einer Seite lehnen, Schultern nach vorn hängen lassen, Hohlkreuz, schwer heben und
vielleicht sogar mit durchgestreckten
Kniekehlen schwere Gewichte heben) werden die Bandscheiben zu-

sammengestaucht, aber meistens geben wir ihnen nicht mehr die Möglichkeit, sich wieder aufzufüllen und zu erholen. Die Muskulatur ist oft schlaff und vermag die Knochen nicht zu stützen. Irgendwann geben die Bandscheiben auf und versuchen, zwischen den Wirbeln durch zu fliehen, was ihnen oft auch – mit Hilfe einer Operation – gelingt. Wenn wir in dieser liegenden Position, die Unterschenkel auf einem Polster im rechten Winkel zu den Oberschenkeln, den Knochengarten gießen, die Körperflüssigkeiten in Gang bringen, gießen wir die Bandscheiben gleich mit.

Zwanzig Minuten in dieser Stellung regenerieren die Bandscheiben und den Rücken, wenn nicht schon ein Schaden vorliegt. Aber selbst dann ist diese Haltung, täglich angewendet, Erholung und Regeneration für die Wirbelsäule, die Bandscheiben und die Muskeln.

Damit es nicht zu langweilig wird, kannst du, während du so liegst, eine Reise zu den magischen Orten deiner Erinnerung machen. (Sonst denkst du ja doch nur über Rechnungen und

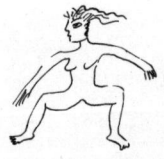

Schulprobleme deiner Kinder nach und was du alles Nützliches tun könntest, während du hier nutzlos herumliegst – das würde den Erholungseffekt entscheidend verringern). Wähle dir jedesmal eine neue Situation, einen Ort oder einen Menschen deiner Erinnerung und konzentriere dich auf Details, versuch alles ganz genau zu sehen.

Du kannst dir auch eine Farbe vorstellen, die du besonders gern hast, und sie in deinen Körper einatmen, während du so entspannt liegst. Beim Ausatmen läßt du die Farbe durch deinen ganzen Körper fließen und durch alle Poren nach außen strömen, so daß du in einer Aura von farbigem Licht liegst.

Es ist Zeit, deine eigenen Spuren zu hinterlassen. Damit meine ich nicht die Absätze der Schuhe oder die jährlichen Weihnachtskarten an Verwandte. Die eigene Spur beginnt mit den eigenen nackten Füßen. Schäle sie aus den Socken, aus den Strumpfhosenbeinen heraus, in denen sie vielleicht nie wirklich warm werden, setz dich irgendwo gemütlich weich auf den Boden. Vielleicht hast du nicht die Zeit, die Gelegenheit, auf einer Wiese in der Sonne zu sitzen, dann nimm dir wenigstens eine Decke oder eine Unterlage, die du gern hast, in einer Farbe, die du magst. Etwas, das dir lieb und vertraut ist.

Das ist deshalb wichtig, weil es dich einstimmt auf deine wohlige Energie, auf Schutz und Geborgenheit. Streck deine Beine gerade aus, dabei richtest du den Rücken auf. Wenn dir das sehr schwerfällt, setz dich dazu mit dem Po ganz nah an eine Wand. Schau dir jetzt deine Füße genau an, die Zehen, den Rist, den ganzen Fuß. Laß dir Situationen durch den Kopf gehen, durch die deine Füße dich schon getragen haben.

Meistens fängt so eine Recherche mit schmerzhaften Erfahrungen an. Bleib aber nicht zu lange im Durchforschen der Schmerzen, sondern erinnere dich an die kindliche Neugier, deinen ganz frühen Entdeckungstrieb und versuch dich mehr und mehr zu erinnern, wann deine Füße dich zu kleinen Triumphen, durch köstliche, und seien es noch so kurze Lebensphasen getragen haben.

Wir haben uns angewöhnt, die Augenblicke des Glücks mit dem Dämpfer zu verbinden, den wir danach meistens bekommen haben. Viele Frauen erzählen: Da war ich wirklich glücklich, aber das dicke Ende kam noch. Die Imagination ist frei. Versuch die köstlichen Augenblicke glücklicher Erinnerung herauszulösen und als goldene Funken im Strom deines Lebens, als Spuren deines Glücksempfindens herauszufiltern. Imaginiere deine Füße am Strand eines glücklichen Urlaubstages oder in zu engen Schuhen im Tanz mit einer neuen Liebe. Geh der Spur deiner Füße nach, unverkrampft. Laß Erinnerungen aufsteigen. Wenn du eine einfängst, die dir gefällt, vergegenwärtige sie dir, schreib sie vielleicht sogar in Stichworten auf. Du hast dich auf die Reise zur Spur deines Glücks gemacht.

Nimm deine Füße in die Hände. Setz dich dazu gut abgepolstert und abgestützt auf eine nicht zu weiche Unterlage. Selten haben Hand und Fuß die Möglichkeit, sich zu begegnen; wenn es auch heißt, etwas habe „Hand und Fuß", so weiß doch der eine nicht genau, was die andere tut. Leg die Handflächen auf die Fußsohlen, spür die Wärme, die von den Händen in die Füße fließt. Laß den Schmerz der Füße über das Abgetrenntsein vom Körper zu. Vergegenwärtige dir die Entfernung, die dein Kopf zu den Füßen zugelassen hat. Und laß dir auch kurz durch den Kopf gehen, was für ein Wunderwerk diese doch kleinen Füße sind, die einen großen schweren Körper durch alle Stürme des

Lebens tragen, die auch noch weitergehen, wenn zu enge Schuhe und falsche Belastung das Tragen des Körpers fast unmöglich machen. Massiere liebevoll deine Zehen. Jeder einzelne ist für die Balance und Stabilität des Körpers wichtig. Schau dir deine Verwachsungen, Verbiegungen, Hühneraugen und Druckstellen an. Bei den Füßen beginnt und endet jede Empfindung, jede Fortbewegung, dein eigener Halt.

Der Freund meiner Tochter hatte sich bei einem Sprung in zu flaches Wasser den Genickwirbel gebrochen. Ich stabilisierte ihn, indem ich seine Füße in die Hände nahm und ihn aufforderte, mit seiner Imagination immer die Verbindung zu den Füßen herzustellen. Ich massierte seine Füße, die Innenseiten seiner Zehen und hielt so den Fluß der Empfindung in Bewegung, die fast unausweichliche Lähmung blieb aus. Später erlebte ich am eigenen Leib, wie die Berührung, die Massage und die liebevolle Erwärmung der Füße durch die Hände meiner Freundin und Therapeutin Maria neue Lebendigkeit in meinen Körper brachten.

In den Fußsohlen liegt die Verbindung zum ganzen Körper. Der Rücken steht und fällt mit den Füßen. Um so wichtiger ist es, die Füße wieder ins Bewußtsein zu bringen, wieder zu berühren und zu beleben. Dafür ist es nie zu spät. Manchmal genügt schon ein kurzes Zwinkern mit den Zehen, um die Verbundenheit zu spüren, ein Spreizen und Krümmen, Dehnen und Beugen des Fußes.

Stell dich mit nackten Füßen auf und beobachte, wie unterschiedlich die Haltung des Körpers ist, wenn du auf den Zehen stehst oder auf den Fersen oder auf den

Innenkanten der Fußsohlen oder auf den Außenkanten. Dann stell dich ganz auf die Fußsohle, so daß du den Zehenabdruck, den Außenrand des Fußes, den Innenballen, die Ferse und den Fersenrand spüren kannst. Stell dir vor, daß dein Fuß einen Abdruck macht. Wie sieht der aus? Du kannst das auch mit Papier und Farbe machen und beobachten, wie sich im Lauf der Zeit dein Fußabdruck verändert, wenn du mit deinen Füßen bewußter umgehst, öfter barfuß läufst und deine Füße mit deinen Händen zusammenbringst.

Dann stell dich auf die Fußspitzen und beobachte, wie sich dabei die Wirbelsäule verhält. Vergegenwärtige dir, daß das die Stellung in hohen Schuhen ist. Jetzt kannst du dich auch mal auf den Rand einer Treppenstufe stellen und die Fersen ein wenig nach unten drücken. Was macht das mit deinem Rücken?

Wenn du eher einen nach innen gestellten Fuß hast, drücke ihn öfter mal nach außen und umgekehrt. Bring deinen Füßen neue Kunststücke bei, dann wirst du neue Spuren legen. Bei dieser Gelegenheit kannst du auch dem Rücken ein paar Kunststücke beibringen, zum Beispiel dieses: Küsse deine Zehen. Küsse deine Knie. Verbeuge dich so weit wie möglich zu deinen Füßen hinunter und mach ihnen klar, wie toll du sie findest.

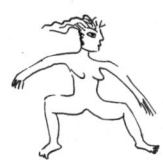
Ritual für die Füße und den Rücken: Geh an einen Ort, an dem du Spuren hinterlassen kannst, das heißt, wo es Sand oder weiche Erde gibt. Flußbetten, Strände, vom Regen feuchter Bo-

den eignen sich besonders gut. Es könnten aber auch nasse oder bemalte Füße auf dem Asphalt sein. Laß dir was einfallen, es geht ja nicht um dauerhafte, monumentale Spuren. Es geht um Spuren, die kurz sichtbar werden und dann sanft zerfallen. Ein Augenblick der Berührung, des Kontakts mit der Erde – und dann die Auflösung, neue Berührungen, neue Spuren. Lauf mit nackten Füßen einen Kreis oder mit Schuhen im Schnee. Zieh diesen Kreis mehrmals, so daß mehrere Ringe von Fußspuren einen Kreis bilden. Dann stell dich in die Mitte dieses Kreises aus deinen Spuren, der auch ein Schutzkreis ist, ein Kreis, den du mit eigener Kraft gezogen hast, für ein Ritual, das dich schon ein wenig aus dem Alltäglichen hebt und dir dadurch eine neue Lebensenergie vermittelt. Richte jetzt deinen Körper von den Fußsohlen her auf. Spür den Boden mit der ganzen Bewußtheit deiner Sohlen, mach den Innenbogen der Füße stark, spür die Muskeln, die deine Beine aufrichten und halten, das Becken, das in der Mitte der beiden Schenkel ruht, spür deinen Körper, der vom weichen, beweglichen

Rücken aufgerichtet und von den starken Rückenmuskeln gehalten wird, spür deine Schultern, die soviel tragen und jetzt frei und leicht über den Hüftgelenken schweben, spür die Halswirbelsäule und den Kopf, der jetzt mit dem ganzen Körper, den Beinen und den Fußsohlen verbunden ist.

Laß aus deinen Fußsohlen Wurzeln wachsen. Spür, wie die Erde dich hält und trägt, und grabe deine Wurzeln tief in die Erde hinein. Nimm die Stabilität wahr, die du dadurch gewinnst. Dann laß den Körper wie einen Stamm nach oben wachsen, spür, wie du mit jedem Atemzug Kraft aus der Erde schöpfst, wie sie in dich einströmt und dich wachsen läßt. Stell dir vor, daß sich dein Scheitel öffnet und Zweige und Äste aus deinem Stamm wachsen. Laß Blätter und Blüten und Früchte an deinen Zweigen entstehen. Atme die Kraft in alle Fasern. Wachse tief in die Erde und hoch in den Himmel.

Dann laß dieses Bild langsam verblassen, zieh deine Früchte, Blüten, Blätter, Zweige, deinen Stamm und deine Wurzeln zurück, stell dir vor, daß sie sich in eine Art Körpersub-

stanz verwandeln und in deinen
Bauch fließen, wo du diese Substanz
jederzeit abrufen und zu neuen Ver-
wandlungen und Verstärkungen aufsteigen lassen kannst. Jetzt kannst du
deinen Körper tanzen und vibrieren
lassen, stampf und spring in deinem
Schutzkreis aus den eigenen Fußspuren. Der letzte Sprung trägt dich
aus deinem Kreis heraus – gestärkt in
die Welt.

Denkst du manchmal daran, was du dir als Kind gewünscht hast? Wovon du geträumt hast? Was du einmal erreichen wolltest? Ich meine damit nicht, daß sich ein fünfzigjähriger Mann zum Lokomotivführer umschulen lassen oder eine fünfzigjährige Frau fünf Kinder gebären soll, nur weil sie das in der Kindheit träumten. Das Wesentliche an diesen Wünschen war die Magie des Wünschens, der Zauber, der den Traum oder den Wunsch begleitete, die rückhaltlose Energie, die sich nicht biegen und nicht brechen ließ. Noch nicht vielleicht. Wir hatten wohl alle unsere geheimen Ecken, in denen wir Schätze verbargen, in die wir uns zurückzogen, wenn das Leben unerträglich wurde.

Die Stärkung des eigenen Rückgrats hat auch damit zu tun, die Vernunft abzuschütteln und die vielen guten Gründe, warum man halt funktionieren muß, warum bestimmte Dinge nicht möglich sind, warum man sich angepaßt hat, einmal beiseite zu schieben. Das bedeutet, die naive, spontane, nicht berechnende, nicht verängstigte, nicht korrumpierte Kraft aus der Kindheit wieder zu rufen, heraufzubeschwören.

Irgendwo im Süden lag ein Fischer am Strand in der Sonne. Touristen kamen vorbei. Warum liegst du hier faul herum? fragte einer der Touristen, du könntest viel mehr Fische fangen.

Weshalb sollte ich das tun? fragte der Fischer.

Weil du dann mehr Geld verdienen würdest?

Aber weshalb soll ich mehr Geld verdienen? fragte der Fischer.

Dann hättest du eine Rücklage und könntest es dir im Alter bequem machen und müßtest nicht mehr soviel arbeiten.

Warum, fragte der Fischer, soll ich warten, bis ich alt bin? Ich mache es mir jetzt schon bequem.

Wie oft wird der Mythos Bandscheibe bemüht, um zu erklären, warum ein Rücken krumm, schmerzverzerrt, gebeugt, gebrochen ist. Und wie lange dauert es, bis die Bandscheibe sich das nicht mehr anhören kann, bis sie so plattgequetscht ist vom gebeugten Gehen, von der Unterwerfung unter etwas so Abstraktes wie den „Alltag", daß sie wirklich zwischen den Wirbeln hervorkommt, um nachzusehen, was los ist? Warum fällt es uns eigentlich soviel leichter, die Bandscheibe für etwas verantwortlich zu machen, das in Wirklichkeit unsere verratenen Träume, unser entzaubertes Leben ist? Träume beflügeln uns. Und wenn ich mich in meine Träume einlasse und Höhenflüge ausprobiere, fliegt auch mein Körper ein wenig mit.

Du machst dir doch Illusionen, sagte einmal ein Freund zu mir, du lebst in deiner Traumwelt, aber irgendwann wirst du aufwachen und abstürzen. Dieser Fluch wird oft ausgesprochen. Ja, jetzt geht's gut, aber irgendwann bekommst du die Rechnung... Diejenigen, die ihre Träume schon verraten und verkauft haben, ertragen es nicht, daß andere noch an ihrem Glück schmieden. Und die Argumente gegen die Leichtigkeit der Träume klingen immer plausibel: Du fliehst aus der Realität! Du machst dir Illusionen! Bleib doch auf dem Boden der Tatsachen.

Ich möchte mir den Boden der Tatsachen einmal näher ansehen. Wenn wir uns zum Beispiel Sorgen machen, gehen wir gekrümmt. Die Sorgen übertragen sich auf den Rücken. Auf unseren Stand, unseren Halt, unsere Haltung. Auf unsere Laune sowieso und damit auch auf die Laune der anderen – wenn ich es auch gerecht finde, daß depressive Menschen eher Geld finden werden als heitere, denn erstere schauen immer zu Boden, während die anderen in die Luft, in den Himmel sehen. Was Realität ist, bestimmt allein unser Kopf. Die Zeit vergeht, und was gerade noch „Jetzt" und „Realität" war, ist bereits Erinnerung und der eigenen Gestaltung unterworfen. Die Realität hat so viele Facetten, wie es Menschen gibt.

Wir haben uns zwar auf ein paar Koordinaten geeinigt, die wir alle gemeinsam immer wahrnehmen, eine Art Absprache, damit wir nicht bei jedem Aufwachen die Realität völlig neu einstellen müssen, das heißt aber noch lange nicht, daß alles wirklich existiert, was allgemein beschrieben und angenommen wird. Was für den einen Realität ist, hält der nächste schon für ein Hirngespinst. Ich will mich nicht in dieser Philosophie verlieren, aber es scheint mir notwendig, die heilige Kuh „Realität" zu schlachten, weil nur so das Feld frei wird für die eigenmächtige Beweglichkeit in der Welt.

Da uns niemand die Verantwortung für das eigene Leben abnehmen kann, wenn es auch immer wieder versucht wird und wir auch immer wieder die Verant-

wortung anderen zuschieben wollen, tun wir gut daran, beizeiten eine Bestandsaufnahme zu machen:

- Was kann ich gut?
- Was mache ich gern?
- Was habe ich als Kind geträumt?
- Was träume ich heute?
- Wie stehe ich auf dem Boden?
- Wie bewege ich mich?
- Was vernachlässige ich?
- Wo bin ich besonders stark?
- Wovor habe ich Angst?
- Wo im Körper spüre ich die Lasten und Sorgen am meisten?
- Was stützt mich?
- Wer oder was fällt mir in den Rücken?
- Wer oder was stärkt mir den Rücken?
- Was kann meinen Rücken entzücken?
- Was nährt mich?
- Was kann ich nicht verdauen?
- Worauf kann ich bauen?
- Worauf kann ich zurückgreifen?
- Wem traue ich?
- Wem traue ich alles zu?
- Was nehme ich wahr?
- Wo lasse ich mich verbiegen?
- Von wem lasse ich mich drängen?
- Wer läßt mich hängen?
- Was macht mich leicht?
- Wie hebe ich ab?
- Was zieht mich runter?
- Was macht meinen Rücken munter?

- Wo habe ich etwas zu lachen?
- Wann war ich (zuletzt oder überhaupt je) allein auf einem Berg, an einem Fluß oder allein wandern – ganz im Austausch mit der Natur?
- Wann habe ich zuletzt etwas ganz Neues, für mich völlig Ungewohntes gemacht und neue Dinge gelernt?
- Wie viele meiner Träume, Sehnsüchte, Spleens ersticke ich im Keim?
- Wann habe ich zuletzt etwas Irrationales, Verrücktes gemacht?
- Gibt es Dinge, Ecken in meiner Wohnung, die absolut zu nichts nützlich sind?
- Wie wichtig ist mir Glück?

Die Höhenflüge der Phantasie bringen die Wirbel wieder ins Wirbeln und nehmen uns die Last ab, die der „Ernst des Lebens" uns auferlegen will. Warum schlachten wir nach dem „genitalen" nicht auch den „Ernst des Lebens"?

Der Geist ist frei, die Phantasie ist eigentlich nicht zensierbar, und doch tun wir es ständig. Es wäre doch toll, wenn... ach was, das geht ja eh nicht. Eigentlich hätte ich das Zeug zu... vergiß es, wie denn! usw. Die Leichtigkeit des Körpers braucht die unverschämte, unzensierte, unbescheidene Leichtigkeit der Phantasie. Um die eigene Existenz wieder leicht und mühelos zu machen, müssen wir lernen, den Wechsel zwischen Anspannung und Entspannung, Erregung und Abschalten zu spüren. Dem kommt der westlich-zivilisierte Alltag nicht gerade entgegen. Was als „Entspannung" gilt, ist in Wirklichkeit Schwerstarbeit für den Körper, für den Rücken, zum Beispiel Fernsehen. Entspannung heißt nicht lesen, zum Fitneßstudio gehen, Kaffee trinken oder ins Kino gehen.

Entspannung heißt: Alle Muskeln schlaffen ab, der Rücken ist so gelagert, daß er nichts halten muß, der Nacken ist gut abgestützt, unter den Knien ist vielleicht eine kleine Rolle und – keine Sinneseindrücke. Die Phantasie treibt davon, du schwebst. 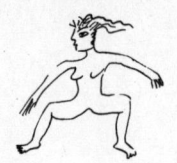 Der Atem trägt die Flügel deines Traumkörpers weit hinauf in den Traum-Raum deiner Sehnsüchte, deiner Wünsche, die du endlich zulassen kannst, weil du niemandem Rechenschaft schuldig bist.
Um diese Entspannung wirklich zu spüren, kannst du vorher zehn Minuten schnell gehen oder laufen, zehn Kniebeugen machen oder so oft Seilhüpfen, wie du es fertigbringst.
Seilhüpfen ist eine gute Möglichkeit, dem Körper satte Erschöpfung zu vermitteln, die gleichzeitig immer auch ein kleines Flugerlebnis ist und, wenn du lange genug gesprungen bist, Endorphine ausschüttet, diese Glückshormone, die die Entspannung hinterher um so lustvoller gestalten. Wer gern läuft, weiß, daß

auch Laufen, langsames, bewußtes Laufen, Fluggefühle erzeugt, Glückshormone in Mengen ausschüttet und die Entspannung danach göttlich macht. Billiges, jederzeit erreichbares, köstliches Flugerlebnis! Glück, das du dir immer leisten kannst, vorausgesetzt, du kriegst deinen faulen Hintern hoch.

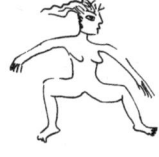

Nach intensivem Laufen oder schnellem Gehen, nach Seilhüpfen und Entspannen stell dich mit gegrätschten Beinen, die Füße nach außen gestellt, die Sohlen fest am Boden, auf, zieh die Arme gegrätscht aus den Schultern und strecke sie so weit wie möglich nach oben und zur Seite, so daß die Arme und Beine ein X formen. Zum Schluß gehst du mit der Streckung noch ein wenig weiter und ziehst den Körper auf die Fußspitzen. Halte diese Stellung, so lange du kannst, dann laß dich wohlig zusammensinken, schüttele dich, wenn's geht vor Lachen, das ist die beste Entspannung danach.

Wenn du deinen Medizinweg stärken, also mit eigener Kraft heil und gesund werden/bleiben willst, ist es gut, deinen Körper immer wieder neu kennenzulernen. Mach jeden Tag eine kleine Reise in den Körper und lerne deine inneren Organe kennen.

Einmal gehst du zu deinen Lungen und nimmst den Atem wahr, wie er einfließt und wieder aus dem Körper strömt. Versuch, ihn überall wahrzunehmen und die Bewegung deiner Lungen bewußt zu spüren. Dann gehst du zu deinem Magen, versuchst, den Innenraum deines Magens zu erspüren, und beobachtest, wie er die aufgenommene Nahrung verarbeitet. Dann gehst du zum Darm und begleitest die Peristaltik, die Verdauungsarbeit. Du kannst dir dabei vorstellen, wie die Zellen und Zotteln des Darms Nahrung von Ballaststoffen und Giftstoffen trennen, wie wertvolle Substanzen zerkleinert, verteilt, in den Kreislauf und in den Stoffwechsel geleitet werden, wie der unverdauliche Rest weitergeschoben wird.

Dann geh einmal in die Leber und fühle dich in die Arbeit der Leber ein. Vielleicht wirst du feststellen, daß die Leber gern ab und zu einen warmen Wickel mag, der ihr die Arbeit erleichtert. Fließe mit dem Strom deines Bluts durch den Körper und lerne den Rhythmus deines Blutkreislaufs kennen. Fühle dich in die Lumbalflüssigkeit ein, das ist das Flüssigkeitspolster, das die Nervenstränge in der Wirbelsäule und das Gehirn abfedert und Stöße, Schläge und Belastungen dämpft. Lerne deine Nieren kennen und beobachte ihre schwere Arbeit. Besuche die Bauchspeicheldrüse, die Milz und die Lymphgefäße und finde heraus, was sie in deinem Körper tun. Beobachte die feinen Bewegungen deiner Knochen, die einen eigenen, kaum wahrnehmbaren Rhythmus in deinem Körper entfalten. Fühle dich auch einmal in dein Hirn ein, diese Koordinationszentrale deines Körpers, und schau dir mit heiterer Gelassenheit beim Denken zu. Niste dich einmal in deiner Gebärmutter ein (wenn sie entfernt ist, kannst du dich auch in deiner spirituellen Gebärmutter aufhalten, denn dein spiritueller Körper bleibt ja frei von Narben und unversehrt). Besuche deine Augen, deine Ohren, deine Kehle und den Hals.

Allein deine liebevolle Aufmerksamkeit gelegentlich in irgendeinem Teil deines Körpers kann schon Beschwerden lindern oder aufkommende Probleme lösen. Besuche deinen strapazierten Nacken, dazu kannst du auch die Hände auflegen und ihn unterstützen. Das tut auch dem Kreuzbein gut, oder den Fersen, die so weit vom Kopf entfernt oft vernachlässigt werden.

Und mach dir die Elemente im Körper bewußt: die Erde, die in allen festen Teilen des Körpers, im Fleisch, in den Knochen, in den Zellen repräsentiert ist. Das Wasser, das alle Flüssigkeiten des Körpers ausmacht: Blut, Tränen, Pisse, Spucke, Lumbal- und Gehirnflüssigkeit, Zellflüssigkeit, Lymphflüssigkeit, Verdauungssäfte. Luft, die durch den Atem alles belebt, erneuert und die verbrauchte Teilchen aus deinem Körper trägt. Feuer, das die Verbrennungsprozesse, Fieber, Hitze, Leidenschaft und die allgemeine Körperwärme erzeugt.

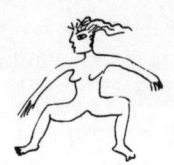

Erdübung: Stell dich fest auf den Boden, die Fersen in die Erde gestampft, die Beinmuskeln fest, die Hüftgelenke über den Kniegelenken, die Schultern über den Hüftgelenken aufgerichtet.

Den untersten Lendenwirbel ziehst du jetzt wie einen imaginären Schwanz ein wenig ein, glättest die Falten in den Leistenbeugen, gleichst ein mögliches Hohlkreuz aus, wirst fest und stark. Stell dir vor, du bist ein Baum, der kräftig nach oben wächst und stark mit der Erde verbunden ist, und laß die Kraft der Erde in dich aufsteigen.

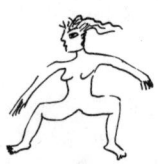

Feuerübung: Stell dir deine Vagina wie ein kleines Feuer vor. Schüre dieses Feuer durch Kontraktionen und Entspannung deiner Beckenbodenmuskeln. Laß das Feuer nach oben steigen in deinen Bauch, zu deinem Herzen, zu deinem Kopf und laß es durch die Haut nach außen entströmen. Dein Körper wird zum Heizkörper, erzeugt Wärme, gibt

Wärme ab. Wenn dir das zu warm wird, kannst du danach die Wasserübung machen.

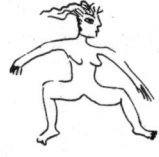

Wasserübung: Setz dich mit gekreuzten Beinen auf den Boden, die Schultern entspannt, und stell dir vor, daß du mit der Vagina Wasser aufsaugst und nach oben drückst. Laß das Wasser durch die Wirbelsäule aufsteigen und wie eine Fontäne aus deinem Scheitel sprühen.

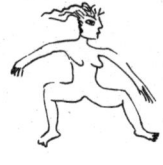

Luftübung: Atme kräftig ein und stell dir im Ausatmen vor, daß die Luft zu farbigem Licht wird, das durch deinen Körper strömt, alle Zellen mit farbigem Licht berührt und aufglimmen läßt. Lenke den Strom des farbigen Lichts durch die Wirbelsäule, laß ihn im Nacken kreisen und stell dir dabei vor, daß dieser Strom Blockierungen auflöst und Erstarrungen in Bewegung bringt. Dann laß das farbige Licht durch alle Poren und durch den Scheitel ausströmen, wobei eine Art Schutzraum, eine Aura aus farbigem Licht um deinen Körper herum entsteht.
Dann kannst du Töne aufsteigen lassen und Konsonanten singen, die die

verschiedenen Zentren deines Körpers zum Schwingen bringen: A, O, U sinken tief in den Bauch und erzeugen Vibrationen in allen Organen, E schwingt besonders stark im Nakken- und Schulterbereich, I vibriert besonders stark im Kopf. Probiere Brr-Laute aus und beobachte ihre Wirkung auf die Knochen, vor allem den Nacken und die Wirbelsäule.

Leg dich auf den Rücken, so wie es dir am bequemsten ist, sorge dafür, daß weder Kinder noch Tiere noch Telefon noch Türklingel noch sonst etwas dich für die nächsten 20 Minuten stören werden. Schließ die Augen und genieße erst einmal die Entspannung, die du jetzt zulassen kannst. Konzentriere dich auf die Erde. Stell dir die Schwerkraft der Erde vor und wie sie dich hält, laß dich tiefer einsinken.

Stell dir jetzt vor, wie aus der Erde Energie nach oben in deinen Rücken strömt. Laß dich von dieser Energie beleben, erfrischen. Laß sie durch deinen Körper fließen und dich erneuern.

Dann öffne dein Bewußtsein für die Kuppel des Universums über dir und laß die Energien des weiten Raums

anregend und prickelnd in dich einfließen.

Spüre dich jetzt in diesem Magnetfeld
von Erde und Universum, lenke die
erfrischenden Energieströme in alle
deine Zellen.

Dann laß sie als kräftigen Strom
durch deine Wirbelsäule nach oben
bis zu deinem Gehirn fließen und
stell dir deinen Scheitel als Öffnung
vor, wo sie wieder nach außen strömen.

Laß deinen Atem kräftiger, körper-
licher werden, bewege deine Hände
und Füße, strecke und dehne dich,
gähne, beweg deine Gesichtsmus-
keln.

Roll dich auf die rechte Seite, stütz
dich ab und komm hoch zum Sitzen,
dann steh auf und streck dich ganz
nach oben, dehne die Wirbelsäule,
indem du die Fersen fest in den
Boden stampfst und den Hinterkopf
nach oben dehnst.

Komm mit einem kleinen Sprung
wieder ganz zurück in dein waches
Bewußtsein und deinen neu beleb-
ten Körper.

9. RAUM EINNEHMEN

Wir haben die Ideologie der Versklavung so stark verinnerlicht, daß sie uns gar nicht mehr auffällt. Klassi-
sche Sklaventechnologien sind z.B. Uhren (deine Zeit
gehört nicht dir, richte dich nach der allgemeinen Zeit-
einteilung, gib deine Zeit ab), Autos (du mußt immer
überallhin und sofort fahren können, abrufbereit, das
Gesetz der totalen Mobilität sorgt dafür, daß auch der
Rest deiner Zeit draufgeht) und im besonderen Maß
Mobiltelefone (immer erreichbar, fernsteuerbar bis zum
Exzeß, und du bezahlst auch noch selbst dafür).

Autofahren schwächt den Rücken wie keine andere
Tätigkeit, Uhren schlagen mit ihrer Regelmäßigkeit den
tanzenden eigenen Puls tot, Mobiltelefone attackieren
die Körperzellen und regen sie zu unkontrolliertem
Wuchern an. All diese Geräte haben, abgesehen von
ihren „praktischen" Funktionen, die Nebenwirkung,
daß sie unseren Raum einschränken.

Das scheint auf den ersten Blick nicht so. Nehmen
wir das Auto: Es ermöglicht uns doch Mobilität. Jederzeit können wir überallhin gelangen, schnell, bequem
und sogar mit der eigenen Musik. Das ist der eine
Aspekt. Der andere ist: Wann benutze ich das Auto, um
wohin zu gelangen? Für Frauen heißt das oft genug:
einkaufen, Kinder von hier nach da und von da wieder
nach hier transportieren, Dinge erledigen, die mit uns

nichts zu tun haben, die uns aber aufgetragen werden, „du hast ja den Wagen". Wer kein Auto hat, entdeckt eine verblüffende Wahrheit: Die Zahl der notwendigen Fahrten reduziert sich auf ein Minimum.

Ich habe kein Auto mehr, werde also auch nicht mehr um die tausend kleinen Gefallen und Besorgungen gebeten, die ich vorher so gern erledigt habe. Ich kann nicht „mal schnell da vorbeifahren". Das führt dazu, daß jede Person ihre Geschäfte selbst erledigt, soweit es geht. Das verschafft mir Raum.

Und schauen wir uns ruhig auch an, wie sich der Körper im Auto ausbreiten kann: gar nicht. Die Haltung ist äußerst ungünstig. Die Arme müssen ständig angewinkelt nach vorn gehalten werden, das führt zu Verspannungen im Nacken und im Schulterbereich, die meisten Autositze lassen den Rücken durchsacken, geben keinen richtigen Halt, und das Schlimmste ist die Beinhaltung: Während das rechte Bein ständig unter Spannung steht, muß das linke immer angewinkelt auf bessere Zeiten warten. Einseitige Belastung und Überbelastung des „Gasfußes" (beachte die Unterordnung des Körpers unter die Technologie) sind die Folge. Verspannungen im rechten unteren Rücken können praktisch nicht ausbleiben. Ausweichbewegungen und Lockerungsübungen sind nicht möglich. Wer steigt schon im Stadtverkehr aus und lockert den Körper, selbst wenn Stau ist? Wer will schon in der Abgaswolke stehen und Atemübungen machen!

Oder die Uhr – scheinbar hilft sie uns, pünktlich zu sein und Zeit zu sparen (wie das gehen soll, weiß ich sowieso nicht, denn Zeit kommt und geht, und sparen kann man sie beim besten Willen nicht). In Wirklichkeit verstärkt sie die Anspannung im Hirn: Komm ja nicht zu spät, beeil dich, es ist schon 5 Uhr, 6 Uhr, 12 Uhr, egal. Ich habe nur fünf Minuten Zeit. Ich kann aber nur eine halbe Stunde bleiben. Wenn die 24-Stunden-Hypnose einmal induziert ist, funktioniert sie immer wieder allein beim Anblick eines Zifferblatts. Die Uhr reduziert den persönlichen Raum, den vollkommenen, durch nichts beschränkten Raum (der sich vielleicht sogar mit einer Minute zufriedengeben würde, wenn er sich wirklich frei entfalten könnte) auf 60 Sekunden, 60 Minuten und 24 Stunden täglich.

Schlimmer noch sind SpitzensportlerInnen dran, sie müssen sich ihre Lebenszeit, ihren Lebensraum in Zehntel- und Hunderstelsekunden aufhacken lassen. Sie müssen ihren Körper, ihre Gedanken, Träume, Pläne durch das Nadelöhr der Stoppuhr pressen. Die verzweifelte Anpassung an die Zeit, die immer schwieriger zu werden scheint, bleibt für den Rücken, ja für den ganzen Körper nicht ohne Folgen.

Das Telefon greift zuerst einmal ganz körperlich den Rücken an: Hast du schon einmal eine halbe Stunde telefoniert? Wie fühlt sich dann die Schulter an, mit der du das Telefon gestützt hast, die Muskulatur auf der Seite des Arms, der den Hörer gehalten hat? Der Nacken, die Halsmuskeln? Wie stehst du oder lehnst du beim Telefonieren? Wie fährt dir ein, wenn Befehle oder Aufträge durchs Telefon kommen, wenn du angegriffen, beleidigt wirst, ohne dich im Angesicht der anderen Person darstellen zu können? Die kurioseste tödliche Wirkung hatte das Telefon auf einen Arzt im

Nachtdienst. Er war vor Erschöpfung eingeschlafen, das Telefon klingelte und riß ihn – schuldbewußt – aus dem Schlummer. Er warf den Kopf hoch und brach sich das Genick.

Nimm deinen Raum wie ein Spinnennetz wahr: Jeder Impuls an einer Stelle des Netzes fließt in dein Bewußtsein. Registriere die Impulse. Signalisieren sie Gefahr? Vergnügen? Lust? Angriffe? Nimm die Reaktion deines Impulsnetzes wahr: Ziehst du dich zurück, schießt Adrenalin durch die Fäden? Bist du wie gelähmt? Jeder Impuls, der auf unser Netz von Rezeptoren trifft, löst eine körperliche Reaktion aus, ganz klein, kaum wahrnehmbar, bis hin zu Atemnot, Herzrasen, Lähmung.

Das Problem des eigenen Raums ist, daß er uns von Kindheit an nicht wirklich zugestanden wird: Erwachsene beschneiden den Raum von Kindern, Männer beschneiden den Raum von Frauen, angepaßte Frauen sorgen dafür, daß die Grenzen von anderen Frauen nicht überschritten werden. (Wir haben das ertragen müssen, dann könnt ihr es auch!) Traditionen, von den jeweiligen Alten einer Gesellschaft erhalten und eingefordert, bilden starre Strukturen, innerhalb derer wir uns zu bewegen haben. Kulturelle Vorstellungen und Regeln setzen Grenzen, die wir nicht zu überschreiten haben.

All dem steht der eigene Raum gegenüber: die grenzenlose Ausdehnung der Phantasie, überschäumende Freude und Lust, Neugier, Abenteuerlust, das Bedürfnis nach Rückzug. Übergriffe auf den eigenen Raum quittieren Hunde mit Knurren, notfalls mit Beißen. Beißt eine Frau, kommt sie ins Irrenhaus. Frauen knurren meistens vorher nicht. Sie schlucken Übergriffe, Angriffe, Zumutungen. Angestaute Energie baut sich auf. Mit „Bitte schön, danke schön, Entschuldigung" surft die angepaßte Frau durch die Stürme des Alltags. Das hast du falsch verstanden. Ich wollte ja nur sagen. Du denkst doch nicht etwa, daß ich denke, daß... Hoffentlich findet ihr alles. Ich habe vorgekocht. Das Essen ist im Kühlschrank. Ruft mich an, wenn irgendwas ist (irgendwas ist immer). Ich kann doch meine Kinder nicht allein lassen. Ich muß heim, mein Mann wartet auf das Essen usw. usw.

Der Raum einer Frau ist meistens untrennbar mit dem Raum der unmittelbaren Umgebung verwoben. Sie macht sich unersetzlich, unabkömmlich und ihre Familie abhängig, ja süchtig nach ständiger Betreuung.

Das alles interessiert den Rücken, die Schultern, den Nacken, den Kopf, die Füße nicht. Sie fangen an zu schmerzen, zu verhärten. Sie geben die Last an andere Körperteile ab. Ausweichbelastungen bringen neue Beschwerden, die man dann gar nicht mehr nachvollziehen kann.

Das Einnehmen des eigenen Raums erfordert, daß alle Menschen in der unmittelbaren Umgebung das selber tun, was sie selber tun können. Daß nicht eine Person für viele stehen muß, daß Menschen lernen, ihre eigenen Interessen und Bedürfnisse zu verstehen, zu artikulieren und durchzusetzen. Natürlich gibt es Ausnahmen – Behinderte, Kranke, Säuglinge können nicht selbständig für sich sorgen. Aber diese Ausnahmen machen nicht die Dauerbelastung der meisten Frauen aus. Der schmerzhafte Alltag besteht aus vielen kleinen Handlungen, die andere entmündigen und den Raum der Frau, auch Hausfrau und Mutter genannt, einengen, bis er nicht mehr existiert.

Warum bieten wir ständig unsere Dienstleistungen an? Warum biedern wir uns überall an und warum glauben wir, ohne uns ginge nichts? Viele Frauen sind darauf konditioniert, daß sie keine Lebensberechtigung haben, wenn sie nicht zu irgend etwas nützlich sind. Alles, was du für einen Menschen tust, erhöht deinen Wert, je mehr du für dich selbst tust, um so egoistischer giltst du deiner Umwelt, um so stärker wird der Zweifel, ob du das darfst. Aber wer kann die Last der Welt auf den eigenen Schultern allein tragen? Und wozu? Wenn der Raum, den du einnehmen „darfst", so eng ist, kannst du dich auch körperlich nicht ausbreiten. Und umgekehrt zeigt deine Körperhaltung die Enge des spirituellen Raums. Deshalb läßt sich durch Erweiterung des äußeren Raums der innere erweitern, und umgekehrt wächst der Raum, den du einzunehmen wagst, indem du deinen inneren, deinen imaginären Raum erweiterst.

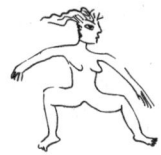 Fang damit an, daß du dir vorstellst, zu wachsen, breiter zu werden. Es macht Spaß, so eine Imagination in einer vollen Bahn oder an einer Supermarktkasse auszuprobieren. In dem Maß, wie der imaginierte Raum größer wird, bekommst du tatsächlich mehr Raum, deine Imagination

scheint sich auf die Realität zu übertragen.

Spring in deinen Raum: Konzentriere
dich kurz, sammle Entschlossenheit
und mach einen kleinen entschiede-
nen Sprung. Dazu kannst du HA!
rufen. Laß diesen Laut ganz natürlich
als Entladung deiner Kraft aus deiner
Kehle kommen.

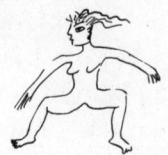

Spür deinen Raum um dich herum,
die Füße auf dem Boden, mach dir
dein Becken, deine Wirbelsäule bewußt, setz über deinem Körper den
Kopf ganz bewußt auf, das heißt,
zieh ihn aus der Halswirbelsäule,
spiel ein bißchen mit ihm, reck das
Kinn vor, zurück und nach oben,
drück es zum Brustkorb hinunter,
und dann nimm eine Kopfhaltung
ein, die keine Hebelkraft von den
Muskeln verlangt – das Kinn ist parallel zum Boden.

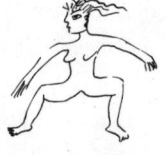

Geh hinaus in die Natur oder such
dir einen Raum, wo du ungestört
bist, und nimm dir sichtbar, tänze-
risch, mit Krallen und Klauen, mit
Grimassen und Tönen Raum. Stampfe, tanze, wirble in deinem Raum,

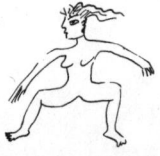

dehn den Körper weit aus, mach ihn
sichtbar länger, streck die Arme weit
nach außen, zieh die Wirbelsäule
lang, stampfe die Fersen in den Boden, taste den imaginären Schutzraum mit den Innenflächen deiner
Hände ab, nach allen Seiten, nach
oben, nach unten.

Stell dir vor, daß aus deinen Handflächen ein Strom leuchtender Energie fließt, und verstärke deinen
Schutzraum, deine spirituelle Haut
mit dieser Energie.

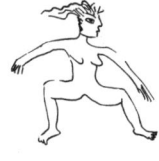

Schließ die Augen und stell dir vor,
daß aus deinem Rücken Stacheln
wachsen, wie die von Stachelschwei-
nen oder Igeln. Beobachte, wie sich
dadurch der Raum deines Rückens
verändert. Dann laß die Stacheln her-
untersinken und laß sie zu feinem
Gras werden, das deinen Rücken
streichelt.

Wechsle die Imaginationen ab: einmal Stacheln, einmal weiches Gras.
Jetzt kannst du versuchen, Stacheln
oder weiches Gras mit dem Druck
von Daumen- auf Zeigefingerkuppe
herzuholen. Dann laß die Imagination verblassen.

Stell dir einen Geruch vor, den du sehr liebst. Wenn es dir schwerfällt, ihn zu imaginieren, geh zuerst zu einer wirklichen Quelle dieses Geruchs, sauge den Geruch ein und präge ihn dir ein. Dann imaginiere ihn und stell dir vor, daß dich dieser Geruch, dieser Duft wie eine schützende Hülle umgibt.

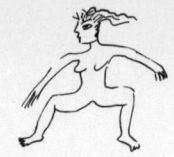

Du kannst den Rücken durch eine imaginierte Schutzschicht stärken – ein Luftpolster oder ein Material, das für dich Schutz oder Verstärkung symbolisiert. Versuch, Hitze oder Kälte, je nachdem, was du angenehmer findest, an eine schmerzende Stelle des Rückens zu imaginieren.

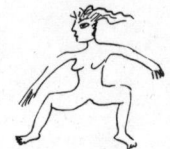

10. TIERISCH GUT

Die Natur hatte es eigentlich ganz gut eingerichtet. Nach dem Streß der Nahrungssuche und des Nestbaus konnten wir allerhand vergnügliche Dinge tun – uns herumwälzen, lecken, kratzen, dehnen, lausen und dergleichen.

Daß wir anfingen, über das Leben nachzudenken, hat uns ein paar Vorteile gebracht. Nicht so viele, wie immer behauptet wird. Ich bin zum Beispiel froh, daß ich nicht einer lebendigen Maus hinterherrennen und sie dann auch noch roh und lebendig fressen muß, ganz zu schweigen von einer Gazelle! Das Denken und Grübeln hat sich aber entscheidend auf unsere Physiognomie ausgewirkt. Am unheilvollsten bei jenen, die wissen, daß es so etwas wie Denken gibt, und aufgrund ihrer übergeordneten Stellung so tun müssen, als wüßten sie, was das ist.

Für uns ist hier nur wichtig, daß der Denkvorgang den natürlichen, spielerischen Kontakt zum Körper zu stören scheint. Der Kopf beansprucht dann sehr viel Aufmerksamkeit und Durchblutung, die anderswo fehlt. Ich glaube, wir sind in der Evolutionsentfaltung an einem Punkt angekommen, wo wir den Kopf mit dem Körper wieder verbinden können, diesmal ganz bewußt und ohne bei dem tierischen Vergnügen den Verstand zu verlieren.

Hier sind ein paar Vorschläge, die Bewegungsskala des eigenen Körpers mit Tierimitationen zu erweitern und dabei auch die eigene Vorstellungskraft zu bereichern.

Dem BÄR ist nichts zu schwer. Stell dich auf die Füße, als wären es deine Hinterpfoten, und laß dich dann auf deine Vorderpfoten nieder. Geh auf Füßen und Handflächen durch die Wohnung oder auch durch die Landschaft. Wenn es dir zu anstrengend ist, mit Händen und Füßen (ziehend und schiebend) auf einen Baum zu klettern, besorg dir ein Glas Honig und lecke daran.

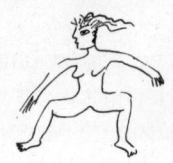

GORILLAs schlagen sich auf das Brustbein, bevor sie in einen Kampf gehen. Sie tun das instinktiv deshalb, weil hinter dem Brustbein die Thymusdrüse liegt, die so zur Ausschüttung ihres Hormons angeregt wird. Abgesehen davon, daß uns niemand über die nützlichen Hormone der Thymusdrüse je informiert hat (sie produziert alles, was der Körper zur Krankheitsabwehr braucht, und ihre Hormone machen zudem mutig und stark), behaupten Ärzte, sobald man selbst rausgefunden hat, was für ein

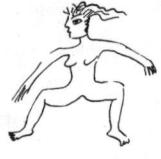

Juwel die Thymusdrüse ist, daß sie nach dem 25. Lebensjahr nichts mehr produziert. Bei Ärzten selbst mag das so sein, bei mir z.B. ist es nicht so. Seit ich meine Thymusdrüse antrommele, habe ich keine Erkältungskrankheiten mehr, außerdem scheint sie mir jede Menge Mut, ja Übermut zu schenken.

Lauf wie ein Gorilla, den Rücken rund, laß dich in jeden Schritt hineinfallen, roll dich immer ganz ab bis auf die Fußspitzen.

Dann kannst du auf alle Viere gehen und zuerst mit den Füßen, dann mit den Händen nachgreifend am Boden entlangfegen, hüpfen.

Wenn du nicht weißt, wie das aussieht oder wie das geht, üb vor dem Affenhaus im Zoo, das freut die Affen. Vergiß nicht, dir Geld von den Besuchern geben zu lassen, wenn du es gut kannst.

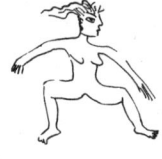

FRÖSCHE lassen sich aus tiefster Entspannung sehr hoch schnellen. Tu es ihnen gleich, indem du Himmel und Erde berührst. Laß dich sehr tief auf die Erde sinken, dabei stehst du aber immer noch auf den ganzen Fußsohlen, berühre die Erde mit den Hand flächen, konzentriere dich, drücke dich mit den Händen ab und schnelle wie ein Frosch in die Streckung und berühre jetzt mit den Händen den Himmel.

Dem HUHN räume ich hier ein biß-chen mehr Raum ein, weil es ein Zaubertier par excellence ist. In allen Kulturen sind das Huhn oder das Hühnerblut die Verbindung zu den Geistern. Baba Yaga, die osteuropäische Großmuttergöttin (siehe mein Buch „Eine Göttin für jeden Tag") hat ein Häuschen, das sich auf einem Hühnersporn dreht, das Huhn ist ihr heiliges Tier.

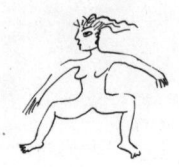

Wenn du eine Hühner-, besser noch eine Hahnenkralle hast, kannst du dir ein paar anstrengende Selbstverteidigungsübungen sparen. Wenn du das Tier selbst geschlachtet hast, bist du durch eine schwere Initiation gegangen: Du hast die Verantwortung für den Tod eines Lebewesens übernommen (und nicht nur totes anonymes Fleisch gegessen) und den Tabubruch rituell versöhnt (z.B. durch ein kleines Ritual, in dem du Brot oder Nüsse und Obst für das getötete Tier und dessen magische Tiermutter auslegst, um diesen Mittelpunkt im Kreis herumläufst und sagst: Du bist gestorben und hilfst mir, ich werde sterben und anderen Wesen helfen. Dann verneigst du dich und läßt die Kraft des Tiers in dich einströmen). Jetzt hast du eine Kralle, die Macht ausströmt. Die meisten Menschen ekeln sich vor dieser Kralle, was dir einen natürlichen Spielraum gibt. Zudem wird die Kralle mit der Zeit so hart, daß sie einen Angreifer tatsächlich empfindlich verletzen kann.

Geh wie ein Huhn – es zuckt bei jedem Schritt mit dem Kopf, den es gleichzeitig auch nach den Seiten dreht, gackere und gurre dazu. Wenn du nicht weißt, wie es geht, beobachte ein Huhn solange, bis du es kannst. Das ist eine sehr gute Koordinationsübung.

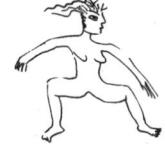

Leg deinen Kopf auf die Schulter und unter dein Gefieder wie ein VOGEL (wenn du einen Lieblingsvogel hast, beobachte ihn und ahme seine Bewegungen nach). Den Kopf unters Gefieder stecken ist eine sehr gute Übung für die Kopf/Nackenmuskulatur und die Schultern. Immer schön sanft üben!

Leg dich auf den Boden, auf die Erde, auf den Sand, auf Gras und schlängle dich wie eine SCHLANGE mit dem ganzen Körper am Boden entlang vorwärts

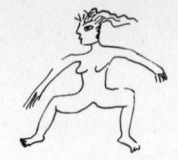

Beweg dich wie eine RAUPE vorwärts: Zuerst liegst du flach am Boden, dann hebst du die Mitte und läßt dich vorn langsam wieder ganz zum Boden gleiten.

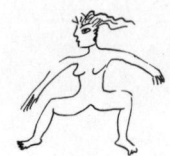

Als Mensch mußt du da Po-, Bauch-, Schenkel- und Rückenmuskeln spannen und entspannen, die Raupe kann das viel weicher.

Du kannst auch mit dem Rücken zur Wand stehen und dich raupenartig bis zu einer imaginären Sitzfläche herunterarbeiten: zuerst den Po weg, ihn weiter unten wieder anlegen, Hohlkreuz machen, Schultern abdrücken, Rücken rund machen, Po wieder wegdrücken und tiefer rutschen. Probier es aus, denk dabei an die Raupe.

Mit dem Fliegen wird es vielleicht ein bißchen schwierig werden, zumindest körperlich, deshalb trainiere erst mal auf dem Boden. Leg dich flach auf den Bauch, die Arme an den Kör-

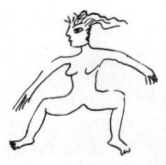

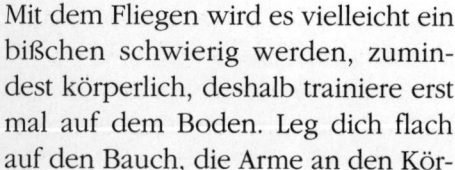

per angelegt. Richte jetzt ohne Hilfe der Arme den Oberkörper etwas auf, zieh die Arme, die Handflächen nach unten, etwas nach oben, vom Boden weg, streck sie dann etwas seitlich nach außen, so daß du aussiehst wie eine SCHWALBE. Die ganze Spannung wird von den Bauch- und Rückenmuskeln gehalten.

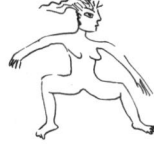

Von der KATZE können wir unendlich viel lernen. Lebst du mit einer, schau ihr zu, ahme ihre Bewegungen, ihr Schnurren, ihre Wachsamkeit nach. Mach auf allen Vieren stehend einen Katzenbuckel und fühle dabei die Elektrizität in deinen imaginären Haaren. Dehne dich genüßlich aus deiner Mitte wie eine Katze und schüttle dein Fell, als wäre es naß geworden.

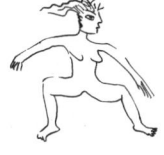

Die beste HUND-Stellung kommt aus dem Yoga. Geh auf alle Viere und strecke jetzt den Hintern weit nach oben, der Kopf hängt locker, die Handflächen sind fest in den Boden gedrückt, und die Füße heben sich erst mal auf die Zehenspitzen.
Wichtig ist, daß der Rücken nach oben gedehnt wird, die Sitzhöcker

wachsen in den Himmel, die Seiten sind gestreckt, der Kopf- und Schulterbereich bleibt locker. Die Arm- und Beinmuskeln arbeiten sehr stark, auch die Rückenmuskeln, die sich strecken und dehnen. Mit der Zeit kannst du versuchen, die Fersen auf den Boden zu drücken, so daß du am Ende irgendwann auf den ganzen Fußsohlen stehst.

Wackle wie mit dem Schwanz, also mit dem untersten Teil deiner Lendenwirbelsäule, dann wackle mit dem ganzen Hintern, dann wackle wie die kleinen Hunde, die sich stark freuen, mit dem ganzen Körper.

Zieh aufrecht stehend den Schwanz ein (das ist also wieder der unterste Lendenwirbel) und recke ihn wieder nach hinten, das Ganze ein paarmal.

Stell dich auf eine feste Unterlage oder auch auf eine Wiese, dann heb ein Bein an und stütz dich mit dem hochgehobenen Bein entweder am Unterschenkel seitlich, am Knie oder am Oberschenkel ab und steh ganz auf einem Bein wie ein STORCH. Die Fußsohle ist schön breit am Boden.

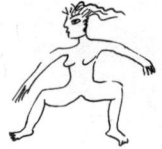

Hüpf wie ein FLOH, indem du dich mit den Händen/Fäusten an den Füßen abstößt und weit vorschnellst, wieder auf die Fußsohlen kommst und die Hände nah an den Füßen erneut abstößt.

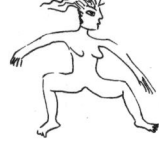

Watschle wie eine ENTE, die Füße etwas nach außen gestellt und den Hintern weit nach hinten gestreckt.

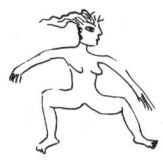

Stell dich aufrecht hin und zieh deinen Hals lang wie eine GIRAFFE. Stell dir jetzt vor, du mußt dich in Richtung Boden beugen, um Nahrung zu erwischen, aber nur mit Kopf und Hals, das heißt, du dehnst den Kopf weit nach unten und läßt ihn Wirbel für Wirbel nach vorn abrollen, aber nur bis etwa zu den Schultern, der Rest der Wirbelsäule bleibt fest.

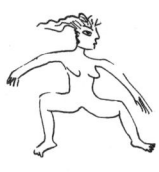

Vielleicht ist dir das alles ein bißchen zu anstrengend geworden, dann mach es wie die SAU: Wälz dich am Boden, grunze und reib dich mit dem Rücken am Boden.

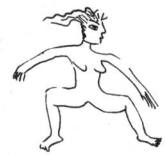

Oder du bist reif fürs Wasser. Schwimm wie ein FISCH, dreh dich im Wasser, tauch unter, oder wenn du das nicht tun magst, halt den Körper lang ausgestreckt und paddle nur mit den Füßen. Dann laß Körper und Füße bewegungslos gestreckt, leg die Arme an den Körper und paddle nur mit den Händen.

Bestimmte lustvolle Bewegungen von Tieren können wir körperlich leider nicht nachvollziehen, aber in der Imagination sind uns zum Glück keine Grenzen gesetzt. Leg dich auf eine nicht zu weiche Unterlage, eine Rolle unter die Knie und ein gerolltes Handtuch unter den Nacken:

Stell dir vor, du bist eine RAUBKAT- ZE. Versetz dich in den geschmeidigen Körper, fühl das Fell und die Muskeln, die Sehnen. Wenn du dich gut spüren, vielleicht auch vor dem inneren Auge sehen kannst, fang an zu laufen, spür die Geschwindigkeit, die Weichheit und Kraft der Bewegungen, die mächtigen Sprünge.

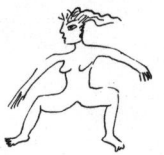

Stell dir vor, du liegst im Schlamm wie eine ECHSE oder ein KROKO- DIL. Spür die schuppige Haut, die Ruhe, die Bewegungslosigkeit und dann – schnelle vor, geschmeidig mit

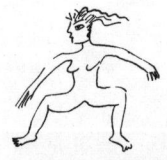

dem Körper gleitend, spür die vier Tatzen, die sich kräftig in den Boden krallen, spür die S-förmige Bewegung des Echsenkörpers. Gleite durch das Wasser, die Augen über der Wasserfläche. Öffne deine Sensoren am Hinterkopf. Spür, wie deine Wahrnehmung dadurch erweitert wird, wie du auf neue Art wach wirst.

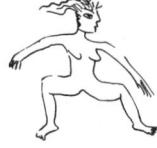

Imaginiere dich in den Körper einer SPINNE. Spür die acht Beine. Laß dich, wenn du die Spinne gut fühlen kannst, in deinen Faden fallen. Spinne ein Netz und sitz in der Mitte deines Netzes. Spür die Töne, die das Netz macht, wenn ein anderes Wesen einen Faden berührt.

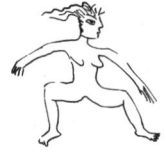

Geh in deiner Phantasie in dein individuell gestaltetes Hamsterrad. Imaginiere alle Situationen, aus denen du dich nicht befreien kannst, die scheinbar unabänderlich sind, und stell dir dabei vor, wie du das Hamsterrad trittst. Versuch wenigstens eine dieser Antriebssituationen durch eine Verweigerung oder eine Lösung zu entschärfen. Das Hamsterrad stoppt. Wenn du auch nur eine einzige Situation anders löst und dir eine innere Widerstandshaltung, ja sogar nur ein Bewußtwerden der Situation erlaubst, hältst du das Hamsterrad an. Alle anderen scheinbar unveränderlichen Lasten deines Lebens werden sich dadurch, schier unmerklich, verändern.

Es gibt keinen machtlosen, machtfreien Zustand. Solange wir selbst keine Macht über uns haben, sind wir mehr oder weniger ohnmächtig der Macht anderer ausgesetzt. Der Geist bahnt sich einen Weg durch die Irrgärten der gesellschaftlichen Regeln und Gesetze. Der Körper folgt dem Geist, wird begrenzt, wird vielleicht mit Macht, vielleicht mit Gewalt daran gehindert, das zu tun, was der Geist ausprobieren möchte.

Geist, Körper, Seele, Traumkörper – meistens empfinden wir die Teile unseres eigenen Universums getrennt voneinander. Die Seele fliegt umher, der Traumkörper dehnt sich aus, der Geist gibt Anweisungen, der Körper gehorcht, der Traumkörper zieht sich zusammen, die Seele schreckt zurück. Ein ständiges Wellenspiel von Ausdehnen und Zusammenziehen bildet die Gezeiten unserer Persönlichkeit. Verletzende Worte, Angriffe, Verachtung, Ablehnung – wir ziehen die Fühler ein, schämen uns, „machen dicht", schotten uns ab.

Die Nerven, die durch die Wirbelsäule nach oben steigen, registrieren die Machtübergriffe. Sie geben entweder den Befehl, in Aktion zu treten oder zu erstarren. Fliehen oder Kämpfen gehört zur ersten Kategorie. Fliehen oder Kämpfen erfordert eine Entscheidung, erfordert Eigenmacht.

Erstarren wird durch eine Folge von widersprüchlichen Befehlen ausgelöst:

- Es ist sicherer, sich nicht zu bewegen.
- Es hat keinen Sinn, daß ich etwas sage oder tue.
- Ich wage es nicht, mich zu verteidigen.
- Ich stelle mich tot.
- Ich kann es nicht fassen.
- Ich sollte kämpfen, aber ich kann nicht.
- Ich kann mir nicht leisten zu kämpfen.
- Wenn ich jetzt etwas sage oder tue, wird es noch schlimmer.
- Ich könnte alles kurz und klein schlagen.
- Ich sollte dich umbringen, du Miststück.
- Gleich platze ich vor Wut
  usw.

Es gibt viele vernünftige Gründe, auf Übergriffe und Gewalt nicht zu reagieren, viele einleuchtende Gründe: Die Person, die dich angreift, ist stärker, hat Autorität, kann dich aufgrund ihrer übergeordneten Stellung einschüchtern (Eltern, Arbeitgeber usw), die Repressalien werden schlimmer, wenn du dich wehrst. Es gibt auch ein paar sehr komplexe Gründe, nicht zu reagieren: Du hast Angst, blöd dazustehen, von Leuten kritisiert zu werden, die du eigentlich gern hast und schätzt, du willst nicht „hysterisch" sein, nicht „typisch weiblich irrational" ausflippen und dich „damit ins Unrecht setzen". Du hast schon viel zu lange gewartet, deinen Standpunkt klarzumachen, jetzt weißt du nicht mehr, wie du anfangen sollst.

Auf deinen Rücken hat das folgende Auswirkung: Das alte Nervensystem fragt sich: „Was ist jetzt eigentlich los, ist Kampf angesagt, oder wie ist das?" Der Kopf sagt: „Immer die Ruhe, das bringt gar nichts. Nur nicht überreagieren." Der Befehl wird weitergegeben, die Muskeln werden blockiert, die Atmung wird flach, das Gefühl der Niederlage, der Unterdrückung, der vollkommenen Ohnmacht legt den Rücken lahm.

Das alles geht so schnell und ist uns vor allem derart vertraut, daß wir den Vorgang als solchen gar nicht mehr wahrnehmen. Wir nehmen ein flaues Gefühl wahr, manche Frauen übergeben sich, manche weinen, ballen die Fäuste, beißen sich auf die Lippen, Nägel usw. Manche zerschneiden sich Arme und Beine, manche stopfen irrsinnige Mengen Nahrung in sich hinein und locken sie mit dem Finger wieder in die Toilettenschüssel. Aber der Rücken scheint dabei unbeteiligt. Dabei ist der Rücken mit seinen feinverästelten Nervengeflechten der einzige Ort, an dem Macht, Machtmißbrauch, Ohnmacht und Eigenmacht registriert, gespeichert und für die Zukunft abrufbereit gemacht werden.

Beobachte dich, während du das liest. Bleib genau so sitzen, wie du gerade sitzt.

Fühl dich in deinen Rücken ein. Was machen die Muskeln des Genicks, wie fühlt sich der Nacken, der Kopf an? Wie fühlen sich die Muskeln um die Schulterblätter, im unteren Rücken an? Wie geht dein Atem? Wie hast du geatmet, während du den letzten Absatz gelesen hast? Wie viele Erinnerungen an Macht, Machtmißbrauch, Eigenmacht, Ohnmacht sind aufgetaucht? Wie fühlst du dich, wenn du darüber nachdenkst, wie atmest du, wenn Erinnerungen auftauchen? Wie hältst

du deinen Bauch? Wie stark zieht er am Rückenge-
flecht, an dem die Bauchmuskeln angebracht sind? Wie
flach pulsiert der Strom deiner Lebendigkeit im Rücken
oder wie stark? Wie sehr ist dein Oberkörper ins
Becken eingesackt, wie lehnst du, liegst du? Wie bist du
aufgestützt? Wieviel Halt gibt dir deine augenblickliche
Haltung wirklich?

Zieh jetzt einmal den Oberkörper aus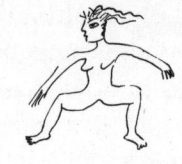
dem Becken, egal ob du sitzt, liegst
oder stehst, stell dir vor, du dehnst
die Wirbelsäule in die Länge. Dazu
gehört, daß auch der Kopf sich aus
den Schultern heraus dehnt und die
Halswirbelsäule lang macht (Kinn
nach unten).
Laß folgende Sätze durch deinen
Kopf gehen: Gesundheit ist der natürliche Zustand meines Körpers.
Was ich brauche, kann ich rufen. Was
ich rufe, kommt.

Wir geben täglich, stündlich, ja in jedem Augenblick
unseres Lebens Macht ab. Ich beurteile das nicht. Es
läßt sich gar nicht vermeiden, daß wir nicht immer
Gebieterinnen unserer Entscheidungen und Aktionen
sind. Aber es ist wichtig, darüber ein Bewußtsein zu
haben, weil es bedeutet, den Körper mit den unbe-
wußten Reaktionen, mit den ohnmächtigen Flü-
gelschlägen unserer gestutzten Flügel nicht allein zu
lassen. Es ist gut zu wissen: Hier ordne ich mich unter.

Ich nehme es wahr. Ich bin nicht gut genug drauf, um mich zu wehren. Oder: Ich habe keine Chance. Ich muß meinen Mund halten. Ich habe nicht die Kraft. Okay. Aber nimm es wahr. Steh zu dir. Verzeih es dir. Aber nimm es wahr.

Ich werde beleidigt. Alle Fasern meines Körpers, meiner Seele, meines Geistes, meines Traumkörpers signalisieren mir das. Und ich sage nicht mehr: Ach Quatsch, sei nicht so empfindlich, steigere dich nicht so hinein. Ich sage: Vielen Dank für die Signale. Es stimmt. Ich kann gerade nicht reagieren.

Es gibt ein Problem zwischen dem Kopf und dem alten Archiv, das unser Rücken, die alten Nervensysteme und das Stammhirn sind. Der Kopf hat sich so schnell den Veränderungen angepaßt, daß er den Körper mit all seinen alten Qualitäten zwingen will, sich immer an die neueste Errungenschaft anzupassen, egal, ob sie dem Körper was bringt oder nicht.

Der Kopf ist korrupt, zwangsläufig, er paßt sich den Gegebenheiten an, macht die Qual lebbar, verdrängt. Sei doch vernünftig – schon ist der Kopf vernünftig. Der Körper ist ehrlich. Der Körper nimmt alles auf, schickt die Impulse herum, informiert, hält lebendig, weigert sich, wehrt sich.

Denk einen Augenblick lang an eine Situation, in der du dich gedemütigt gefühlt hast. Laß das Gefühl der Demütigung durch deinen Körper strömen. Spür, wo es ausschlägt. Beobachte jetzt deinen Atem, beobachte deine Körperhaltung im Vergleich zu vorher, als du die Wirbelsäule aufgerichtet hast. Beobachte deine körperlichen Reaktionen auf den Gedanken: „Ja! Das mache ich!" (du kannst es ausrufen, um die Wirkung stärker zu spüren) und: „Das hat sowieso keinen Sinn." Beobachte deinen Atem. Beobachte, wohin es deinen Körper zieht, wenn du diese Sätze denkst oder ausrufst. Manchmal ist diese Strömung gar nicht als Bewegung auszumachen, sondern nur als Anflug einer Anweisung an den Körper. Fühle diese feinen Ströme in deinem Körper, mach dich sensibel dafür.

Das bedeutet, daß du endlich bereit bist, deinem Körper dieselbe Aufmerksamkeit zuzugestehen, die du ohne weiteres jedem Auto zugestehst. Kein Mensch verreist mit einem Auto, ohne zu tanken. Wir wissen einfach, daß ein Auto ohne Sprit nicht fährt. Dann braucht man auch Öl, Getriebeöl, Bremsflüssigkeit, vielleicht mal einen Kundendienst, bei dem alles durchgecheckt wird. Mit dem Körper machen wir das nicht. Der wird erst gecheckt, wenn schon was „kaputt" ist. Daß der Körper auch so etwas wie Sprit, Öl, Bremsflüssigkeit und Getriebeöl brauchen könnte, kommt uns eigentlich selten in den Sinn.

Das heißt, nahrungsmäßig sind wir ja bestens informiert und halten uns oft an „gesunde" Kost. Aber Worte, Bilder, Informationen, Musik z.B. sind auch eine Art Nahrung. Welche Nahrung nehmen wir zu uns?

Und wenn es stimmt, was die alte Sympathiemagie behauptet, nämlich, daß man eine Kraft nur mit derselben Kraft rufen kann, d.h. Geld kommt zu Geld, schöne Ereignisse zu schönen Ereignissen, Katastrophen zu Katastrophen (das „Gesetz der Serie", wie es in den Zeitungen gern heißt), dann ist nicht unwichtig, dir klarzumachen, was du rufst. Welche Kraft strahlst du aus?

Jammerst du viel? Sagst du gern: Ich habe nur Pech, mir passieren die schrecklichsten Dinge?

Auch diese Sätze haben eine Wirkung auf deinen Rücken. Beobachte diese Wirkung. Was passiert, wenn du deine Kraft lähmst, indem du Ansätze von Eigenmacht mit mutlosen, depressiven Sprüchen dämpfst? Beobachte, wie diese Blockierung in deinem Körper arbeitet.

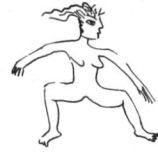

Atme tief ein. Zieh deinen Oberkörper aus deinem Becken heraus und richte deine Wirbelsäule liebevoll auf. Leg deine Hände an die Wirbel, etwa in Taillenhöhe, und drück die Fingerspitzen gegen die Wirbel, wandere dabei so weit nach oben und unten, wie du kannst.

Jetzt stemm deine Hände rechts und links in die Seiten, das kannst du im Sitzen oder im Stehen tun, wenn du dabei weiterlesen willst, wird es im Sitzen wohl am besten sein. Weite deinen Brustkorb, weite dein Gesicht. Egal, wie viele Mißerfolgserlebnisse du hattest, egal wieviel Ärger und Streß du hast, jetzt bist du bei dir, weite dich, lächle dich selbst an. Und dann hol tief Luft und laß ein lautes, bestimmtes HA! aus deinem Brustraum nach oben steigen und aus deinem Mund nach außen fallen.

Stell dir dabei vor, daß dieses HA! dir deine Macht zurückgibt. Dich in deinem ur-eigenen Universum, in deiner ur-eigenen Kraft bestätigt, die niemand kennt außer dir, die niemand beurteilen kann außer dir.

Entspanne deinen Körper, laß ihn weich und biegsam werden, oder glibberig wie Gelee, sag dir einen Augenblick lang: Wie mein Körper ist, bestimme ich selbst. Mach dich in der Phantasie lang, kurz, fett, ganz weit, ganz winzig – wie du Lust hast. Spiel mit deinem Körperraum und registriere, was die Phantasien in deinem Körper bewirken. Wie sie sich anfühlen. Laß einen wohligen Schauer vom Kopf über die Wirbelsäule hinunterfließen, laß diesen Schauer über die Haut laufen, schüttle dich ein bißchen, mach wohlige Laute dazu. Lach, wenn du Lust hast. Wein, wenn du magst. Spür, wie gut es ist, das zu tun, was du fühlst, was du fühlen willst.

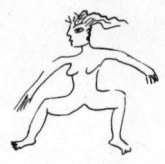

Wenn du dich jetzt wieder aufrichtest, laß ein leises Knurren aufsteigen. Ein gefährliches Knurren. Richte deinen Körper in diesem Knurren ein, richte die Wirbelsäule mit diesem Knurren auf: Ich bin gefährlich! Ich bin wachsam! Knurre mit der Empfindung, daß du zu allem fähig, daß du mächtig bist. Nimm zum Knurren die Krallen dazu, fauche! Spür, wie dein Körper mit diesen Lauten umgeht, wie er sich einrichtet in diesem Gefühl der Eigenmacht, der lustvollen Wachsamkeit. Konzentriere dich auf dieses wache, eigenmächtige Gefühl, knurre wieder leise und laß das Gefühl und das Knurren in der Wirbelsäule ankommen. Spür die Vibration im Hinterkopf, da wo der ganz alte Teil deines Hirns ist, da wo die ganz alten Fähigkeiten aufwachen. Laß sie hinunterströmen in das animale und das vegetative Nervensystem. Spür, wie die Vibration, der Ton dort alte Informationen weckt, alte Kräfte neu belebt.

Bleib einen Augenblick bei diesem Gefühl uralter Eigenmacht. Dann schüttle dich, gib lustvolle Töne von dir, laß die Lippen und die Zunge vibrieren. (Brr ist ein guter Laut dafür und dazu noch ein alter Machtlaut, die Zirbeldrüse mag Brr gern, das bringt Leben in die alten Archive.)

Steh auf und spring in einen breiten Stand, bestätige deinen Stand, deinen

Raum mit einem mächtigen HA!
Stampfe auf.

Geh durch dein Viertel oder durch
den Ort, an dem du lebst, wie ein
Raubtier, das auf Beute aus ist. Das
kann durchaus so unauffällig sein,
daß niemand außer dir diesen außer-
gewöhnlichen Bewußtseinszustand
wahrnimmt.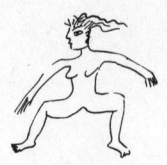
Nimm dabei deinen Körper wahr.
Such dir ein Zeichen, irgendwo auf
dem Boden, eine Zahl, ein gespro-
chenes Wort, ein Bild, was immer du
findest und was immer für dich in
diesem Augenblick ein passendes
Zeichen ist, gilt.
Beende deinen besonderen Streifzug
durch Aufstampfen oder einen kleinen Sprung. Bemerke dabei, wie
deine Füße auf dem Boden stehen
und wie sich dein Rücken jetzt anfühlt.

12. HEILUNG ALS SPIEL

Heilung ist ein lebenslanger Prozeß, und meine Erfahrung ist, daß Lachen und Spielen den Heilungsprozeß stark unterstützen. Ständig haben wir mit Verletzungen und Verspannungen zu tun, mit Neid, Eifersucht, Angst. Mit Beschäftigungen, die unserem Körper nicht guttun, die aber existenziell notwendig sind.

Ich weiß zwar, daß die meisten Frauen keine Lust haben, zu turnen und sich zu verrenken und das vielleicht auch noch regelmäßig. Darum geht es mir bei diesem Kapitel auch gar nicht. Ich will eine Art Landkarte wirksamer Entspannungen oder Übungen entwerfen, die eine tun oder lassen kann, die den Rücken stärken und die Seele erfreuen. Für alle Übungen gilt: NIEMALS FORCIEREN.

Denk daran, daß die meisten Bandscheibenvorfälle durch forciertes Heben und nicht abgestützte Vorwärtsbeugungen passieren. Laß dich niemals in eine Übung hineinpressen, wenn du spürst, das geht dir zu weit. Es kann manchmal, im Yoga zum Beispiel, hilfreich sein, wenn durch leichten Druck die Grenze der Dehnung bewußt gemacht wird. Ich finde das eigentlich nicht nötig. Wenn wir uns einig sind, daß es nicht um Leistung, sondern um Heilung geht, reicht es, mit dem wachen Bewußtsein immer ganz im Körper, ganz bei der Bewegung zu sein.

Was der Körper am meisten braucht, ist liebevolle Zuwendung. Gestreßt und gezwungen wird er sowieso dauernd. Wenn du also in Übungen oder Imaginationen mit deinem Körper umgehst, gib dir eine Chance und frage deinen Körper: Was willst du? Was empfindest du? Was brauchst du? Ich finde, es ist sinnvoller, mit einem schmerzenden Rücken irgendwo flach auf einem Teppich zu liegen, die Hände auf den Bauch zu legen und in Kontakt mit dem Schmerz zu gehen, anzunehmen, daß er da ist, als hektisch eine „supergute Rückenübung" zu machen, die nie da ankommt, wo sie hingepowert wird.

Hingabe an die Botschaften des eigenen Körpers ist eine ungeheuer starke Kraft, nicht etwa Schwäche. Hingabe an den Schmerz kann erst mal bedeuten, daß du dir mehr Raum gibst, denn wenn die Reaktion ist: Schmerz muß weg und zwar schnell, vergibst du die Chance, zu verstehen, woher der Schmerz kommt, und ihn vielleicht dadurch aufzulösen, daß du seine Sprache verstehen lernst (siehe Kapitel 3, Die Wunden der Kindheit).

Geh in allen Übungen spielerisch, so weit du kannst, spür deine Grenze, bleib weich in deinen Bewegungen und laß dich nie vom Ehrgeiz (gar noch vom Ehrgeiz anderer!) bewegen. Erkenne deine Grenze, deine Möglichkeiten und bleib dir selbst immer treu, egal welche Körperarbeit du machst.

Es ist allein deine Entscheidung, ob du mit Bewegungen, Entspannungen, mit Spritzen, mit Operationen deine Probleme mit dem Rücken behebst. Wichtig ist, daß du dir über die Tragweite der verschiedenen Methoden klar wirst, daß du weißt, daß z.B. Bandscheibenoperationen hinterher oft mehr Probleme machen, als man sich vorher vorstellen konnte. Daß dir klar ist, daß Spritzen, Cortison, Medikamente Reaktionen und Folgen im Körper provozieren, mit denen du dann auch noch umgehen mußt. Daß du dir überlegst, wie du deinen Körper näher kennenlernst, so daß größere Eingriffe zunehmend überflüssig werden.

Vergiß auch die Erkenntnis, daß mit dem Alter alles schwerer und schlimmer wird. Ich z.B. war als junges Mädchen nicht übermäßig beweglich, hielt mich schlecht, hatte selbstverständlich keine Lust zum Turnen und sowieso wenig Ahnung von meinem Körper, den ich als Basis nutzte, ohne ihn zu kennen. Mit 35 gab ich Seminare für afrikanischen Tanz. Mit 42 hatte ich einen Unfall, der als sicherer Auslöser für Behinderung und vorzeitiges Altern galt. Mit 45 Jahren ging ich zum ersten Mal auf einen knapp 6000 m hohen Berg und das, obwohl ich untrainiert und geschwächt war. In meinem 49. Lebensjahr habe ich nun zum ersten Mal in meinem Leben einen Handstand, einen Unterarmstand und einen Kopfstand gemacht.

Die Lust an der Bewegung hat das bewirkt und die Ermutigung meiner großartigen Yogalehrerin Immy Lütke, die Sätze sagt wie: „Ihr müßt den Handstand mal frei, mit Hilfestellung machen, wenn ihr später in den Flicflac kommen wollt." In dieser Gruppe sind alle Frauen zwischen vierzig und sechzig.

Ein wesentlicher Auslöser von Problemen im Rücken, aber auch im ganzen Körper sind ANGST und, schlimmer noch, PANIK. Die Energie fließt durch den

Körper, der Stoffwechsel arbeitet recht und schlecht, der Körper müht sich, trotz schlechter Versorgung und willkürlich in den Weg gelegter Hindernisse, alles so gut wie möglich zu machen, da plötzlich TILT. Schock. Irgend etwas ist im Hirn der Person geschehen, das alle Abläufe zum Halten bringt. Adrenalinvergiftung ist die erste Folge. Panik verknotet Rückenmuskeln, Panik bringt den Fluß der Energie ins Stocken, Panik „schlägt auf den Magen", bremst die Ursachenforschung im Hirn, bremst sogar die Notversorgung des Organismus. Panik kann Krebs auslösen.

Das beste Mittel zur ersten Hilfe ist offensichtlich der Atem. Bewußt den Atem wieder ins Fließen zu bringen, den Atemstrom durch den Körper zu begleiten und ihn tiefer und tiefer in den Körper zu locken, löst die Blockaden auf.

Fernöstliche Kampf- und Verteidigungstechniken lehren nicht nur die eigene Kraft und die eigene Mitte zu finden, sondern auch der gefährlichen Wirkung der Angst zu begegnen.

Ein wirksames Mittel ist die Stimme. Einen starken Schrei auszustoßen, bringt alles wieder in Fluß. Wohliges Summen und Brummen setzt sich im Resonanzkörper fort, belebt alle Zellen, Muskelstränge, Nerven, vibriert sanft die Knochen, die besser durchblutet und lebendig werden.

Versuch einmal, den Konsonanten WWW mit einem tiefen Ton und locker aufeinander vibrierenden Lippen zu summen. Begleite die Vibra-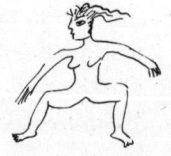

tion und beobachte, wie weit sie in den Körper einsinkt und was sie alles zum Schwingen bringt.

Ich habe meine Knochenbrüche des Verkehrsunfalls auch mit einem Monochord geheilt und mit den Tönen des Saiteninstruments sanft die verletzten Zellen und Knochenenden massiert. Manchmal lege ich mich auf den Bauch und bitte jemanden, das Monochord auf meinem Rücken zu spielen. Die satten Töne lösen jede Anspannung – auch die im Kopf.

Wenn du mit Kopf und Halswirbelsäule umgehst, gewöhn dir liebevolle Sanftheit an und bieg den Hals nicht zu weit nach hinten, die Halswirbelsäule ist tendenziell ohnehin zu stark abgeknickt. Werde dir deiner Halshaltung bewußt. Beobachte auch deinen unteren Rücken: Neigst du zu Hohlkreuz, entwickelst du einen kleinen Buckel, vielleicht weil du großgewachsen bist oder einen großen Busen hast? Richte dich immer auf, wenn du daran denkst. Bleib mit deinen Gedanken im Körper und gewöhn dir an, übermäßige, einseitige Belastungshaltungen immer wieder spielerisch zu korrigieren, das bringt mehr als zwei Monate turnen und dann nichts mehr tun.

Übermäßige Belastungshaltungen sind:
- tendenziell immer auf einem Bein belasten (Standbein/Spielbein-Haltung);
- die Füße nicht gleichmäßig belasten, sondern z.B. stärker auf den Fersen oder Innenkanten (Senkfuß);
- durchgedrückte (überdehnte) Kniegelenke;
- Hohlkreuz;

- Oberkörper leicht nach vorn eingesunken;
- Schultern hochgezogen;
- Kopf zu stark nach vorn gebeugt oder Kinn immer leicht nach oben gezogen;
- Beine immer beim Sitzen übergeschlagen;
- Füße immer in Schuhen (egal wie bequem);
- Arme immer vor dem Körper gehalten (Computer, Schreibmaschine, Autolenkrad).

Das alles mag dir nicht wie eine extreme Belastungs-haltung vorkommen, es setzt aber den Rücken starker Hebelwirkung aus oder blockiert die Zirkulation, das heißt die Muskulatur muß schlecht versorgt, ohne Training und ohne Hilfestellung schwerste Gewichte aus-gleichen. Daß es sich um extreme Belastungen handelt, merkt man erst, wenn die Schmerzen kommen und nicht mehr verschwinden – das geschieht meistens in der Lebensmitte, aber manchmal aufgrund der über-mäßigen Beanspruchung auch schon in der Jugend. Irgendwann hat der Körper einfach genug davon, igno-riert zu werden.

Ich habe die Übungen in vier Kategorien eingeteilt:
GRÜN: Der Körper ist gesund und schmerzfrei, und du hast Lust, dich zu bewegen.
GELB: Erste Anzeichen von Verspannung oder immer wiederkehrende chronische Rückenschmerzen tauchen auf.
ROT: Nichts geht mehr. Der Rücken ist schmerzver-zerrt, Bewegungen sind nur unter größten Schmerzen möglich.
BLAU: Das Leben ist zu schön zum Turnen.

GRÜN

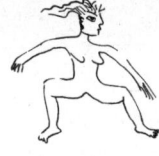

An einer Supermarktkasse zu warten, ist langweilig und nervig. Du kannst die Wartezeit vergnüglich verkürzen, indem du, wenn die Schlange vorrückt, nur den Wagen weiterschiebst und dich mit Unterarmen und Ellbogen auf die Haltestange des Wagens legst, dann entspannst du den Rükken, der jetzt flach wie ein Brett liegt und von den Beinen und den Armen auf dem Einkaufswagen gestützt ist. Dehne ihn so weit nach hinten wie möglich, die Beine bleiben dabei ganz fest. Das Gesicht schaut nach unten, so daß auch der Nacken gedehnt werden kann. Jetzt drückst du den Rücken rund nach oben, ziehst dabei das Kinn zum Brustkorb und läßt ihn wieder gerade sein, dabei geht das Kinn wieder vom Brustkorb weg.

Richte dich wieder auf. Laß deine beiden Fußsohlen gleichmäßig Kontakt zum Boden aufnehmen und zieh jetzt den ganzen Körper aus den Fußgelenken, aus den Kniegelenken, aus den Hüftgelenken nach oben, als würdest du wachsen oder von der Anziehungskraft des Universums gezogen. Jetzt spiel mit deinem Kopf: Reck das Kinn vor, zieh es weit zurück, versuch, den Kopf, ohne ihn zu drehen, etwas nach rechts oder nach links zu schieben. Ganz sanft – das versteht sich bei allen Rücken- und Hals/Kopf-Übungen von allein.

Leg ein Bein auf dem Wagen ab, zieh die Fußspitzen bei gestrecktem Bein in Richtung Körper. Das andere Bein steht fest am Boden, der Körper ist aufgerichtet. Dasselbe mit dem anderen Bein. Diese Übung kannst du noch intensivieren, indem du dich mit geradem Rücken vorbeugst, zuerst zum einen, dann zum anderen Bein.

Ein angenehmer Nebeneffekt dieser Supermarktübungen: Abgesehen davon, daß die Wartezeit immer viel zu schnell vergeht, werden alle quengelnden Kinder ganz still, und die Unterkiefer der anderen Wartenden hängen locker herab, was denen auch guttut.

Zu Hause:
Geh auf alle Viere und streck die rechte Ferse ganz weit nach hinten mit durchgestrecktem Bein, als wolltest du etwas wegschieben. Dann

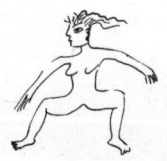

streckst du dich mit der linken Hand nach vorn, so als wolltest du etwas erreichen. Das Ganze dann mit der rechten Hand und dem linken Bein.

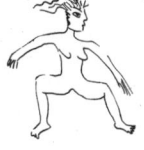

Leg dich lang auf den Rücken, die Füße stellst du vor den Pobacken auf und drückst jetzt Po und Oberkörper hoch, so daß das Gewicht deines Körpers von den Füßen und den Schultern gehalten wird. Der Körper bildet dabei eine schiefe Ebene.

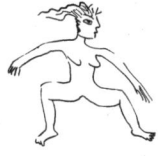

Leg dich auf den Bauch, die Arme nach vorn ausgestreckt. Heb jetzt die Arme vom Boden und streck sie noch weiter vor, die Handflächen schauen sich an. Wenn du noch eins draufgeben willst, heb auch die Beine vom Boden.

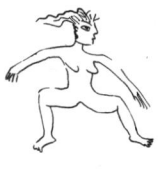

Leg dich nochmals auf den Rücken, streck den ganzen Körper, dann zieh die Füße an, die Beine bleiben gestreckt, neige den Kopf ein wenig zu den Füßen. Die Arme liegen gestreckt am Körper auf dem Boden. Heb jetzt gleichzeitig Kopf und Schultern und die Beine leicht an und halte diese Stellung, solange du Lust hast. Nur der untere Rücken

121

liegt am Boden, deine Muskeln halten diese boot-artige Stellung. Leg dich wieder zurück und entspann dich vollständig.

Übung für die Bahn:
Stell dich an die Tür, als wolltest du aussteigen, zuerst dicht neben den Haltegriff auf der linken Seite, spann die Pomuskeln an und stampf die Fersen fest in den Boden, dann greif mit der rechten Hand zum Griff, stemm die linke in die Hüften und zieh den Oberkörper nach links. Von den Hüften abwärts bleibst du gerade und fest stehen. Dasselbe machst du auf der rechten Seite mit dem rechten Haltegriff. Natürlich bleibst du weich in der Drehung und ziehst nicht mit Gewalt. Ich nenne diese Übung: Wo sind meine Flügel, denn du drehst den Kopf sanft mit nach hinten und schaust dorthin, wo die Flügel vergessen und verkümmert in die Schulterblätter zurückgesunken sind.

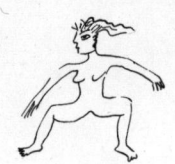

Übung für Haltestellen und andere langweilige Orte:
Du stellst die Füße etwa hüftbreit auseinander, die Füße stehen paral-

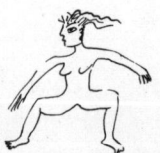

lel, Zehen zeigen nach vorn. Jetzt gehst du leicht in die Knie, legst die Hände auf die Oberschenkel und drückst deinen Rücken schön rund hoch zu einem Buckel, das Kinn ziehst du dabei tief hinunter zum Brustkorb. Dann machst du den Rükken wieder gerade und richtest den Kopf wieder auf. Paß dabei aber auf, daß du nicht in ein Hohlkreuz kommst. Mach diese Übung ein paarmal. Das gibt interessante Gespräche. Weniger Mutige können das Ganze im Stehen machen, das fällt nicht so auf (aber warum kümmerst du dich darum?). Du stehst auch hüftbreit, gehst leicht in die Knie, stemmst die Hände in die Hüften und schiebst den Oberkörper vor und zurück zu einem Buckel, wobei du auch hier das Kinn ganz zum Brustbein ziehst.

GELB

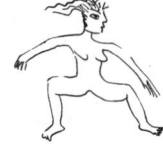

Beim Autofahren stellen sich schnell Verspannungen ein, deshalb ist es günstig, ein gerolltes Handtuch längs zwischen die Beine, also genau in die Vagina-Po-Spalte zu legen, so daß die Sitzknochen zu beiden Seiten des

Handtuchs ruhen, dadurch sackt das Becken nicht so ein, und die Wirbelsäule bleibt aufgerichtet. An Ampeln kannst du abwechselnd die linke und die rechte Schulter nach vorn ziehen und die Schultern nach vorn kreisen lassen.

Dann ziehst du die Schultern abwechselnd nach hinten und läßt sie nach hinten kreisen. Zum Schluß ziehst du die Wirbelsäule aus dem Becken nach oben und drückst das Kinn zum Brustkorb.

Zieh auf dem Rücken liegend auf einer nicht zu weichen Unterlage die Füße an und stell sie vor die Pobacken auf den Boden. Stell dir jetzt 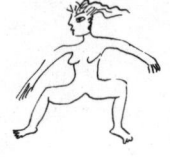 vor, daß dein Gesäß auf einer Uhr liegt. Die Vagina ist auf der Höhe der 12, die rechte Hüfte bei 3, das Kreuzbein bei 6, die linke Hüfte bei 9. Belaste jetzt zuerst bei der 12 und wandere im Uhrzeigersinn mit der Belastung rundherum zur 3, zur 6, zur 9, wieder zur 12.

Du kannst dir auch vorstellen, daß jedesmal, wenn dein Körper auf eine Zahl auf der Uhr drückt, ein Licht aufleuchtet.

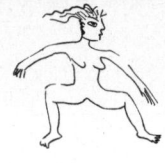

Wenn sich der Körper mit Verspannungen und Schmerz gegen die ständigen Befehle des Kopfes zur Wehr setzt, ist ein Austausch angesagt. Die Übung nenne ich: Der Bauch diskutiert mit der Wirbelsäule, der Kopf trifft die Ferse, und die Ferse sagt ihm, was sie empfindet. Mit gerade aufgerichtetem Körper stellst du dich an eine Wand. Beide Fußsohlen stehen fest am Boden, die Fersen drükken nach unten. Jetzt drückst du die rechte Ferse noch fester in den Boden und ziehst den Fuß nach oben, da entsteht also Spannung im gestreckten Bein, den Bauch ziehst du ganz zur Wirbelsäule, und den Kopf neigst du ganz nach unten. Dann stellst du den Fuß wieder mit der ganzen Sohle auf den Boden und machst dasselbe mit dem linken Fuß. Da kommen der Kopf, der Rücken, der Bauch, die Beine und die Füße schön ins Gespräch.

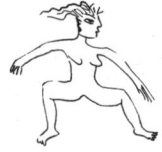

Eine Wand mit dem Rücken ertasten: Du lehnst dich an, die Füße etwas von der Wand entfernt, beide Sohlen fest am Boden. Geh in die Knie und drücke den Po von der Wand weg, so daß du nur noch mit den Schultern

125

und dem Kopf die Wand berührst. Dann drück mit dem Po gegen die Wand, bieg den Brustkorb nach vorn und berühre wieder mit den Schultern die Wand – der Oberkörper bildet also einen Hohlraum, dann drück den ganzen Rücken, Po, Schulterblätter, Schultern gegen die Wand und geh in die Knie. Stell dir vor, du sitzt bequem auf einem Stuhl und trinkst eine imaginäre Tasse Tee.

Stell dich barfuß auf den Boden, die Füße sind ganz zusammen, Fußgelenke, Kniegelenke, Hüftgelenke und Schultern stehen übereinander. Die Arme sind seitlich am Körper nach unten gedehnt. Zieh den Bauch ganz zur Wirbelsäule und entspanne ihn wieder. Das Kinn bleibt dabei immer parallel zum Boden, die Augen sehen gerade nach vorn.

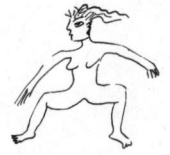

Leg dich auf den Rücken, zieh die Beine zum Körper, ergreife die Zehen und schaukle dich wie ein Baby, laß dazu wohlige Laute aufsteigen.

Greif nach den Sternen: Streck dich aus den Fußgelenken nach oben, aus den Kniegelenken, aus den Hüftge-

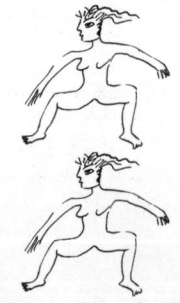

lenken, streck die Arme aus den Schultergelenken und greif zuerst mit der einen, dann mit der anderen Hand nach einem Stern. Dann laß beide Arme sinken und laß dabei „aahh" aufsteigen.

ROT

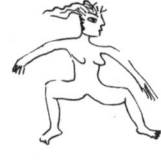

Eine wesentliche Erste-Hilfe-Maßnahme ist „Den Knochengarten gießen" (siehe Kapitel 3, Die Wunden der Kindheit). Das ist die Entspannungshaltung, die immer guttut, aber oft auch einen akuten Schmerzzustand lindern kann. Natürlich kannst du die Übung dann kaum auf dem Boden machen, du kannst dir aber ins – nicht zu weiche, das ist für den Rücken eh nicht gut – Bett einen Würfel oder ein Polster legen, auf dem du die Unterschenkel lagerst und damit Wirbelsäule und Bandscheiben entlastest und regenerierst. Wenn das auch nicht geht, weil du nicht sitzen, stehen oder liegen kannst:
Bewege dich. Geh, langsam, gleichmäßig, bewußt. Bewegung hilft die Muskeln zu durchbluten, manchmal

127

ist Schwimmen besser. Davon geht der Schmerz zwar nicht sofort weg, aber Schwimmen hilft dem Rücken, weil das Gewicht aufgehoben ist. Ideal: der Samadhi-Tank, das ist dieser gebärmutterartige Salzwassertank, in dem der Körper praktisch schwebt. (Das Frauenhotel Monte Vuala in Walenstadtberg in der Schweiz hat so einen Tank und reizende Frauen, die dir helfen, deine Angst zu überwinden. Dort gibt es auch die ideale Landschaft, um dich ein bißchen, nicht zu exzessiv, zu bewegen. Wenn du den Tank nicht erträgst, ist ein heißes Salzwasserbad besser als gar nichts.)

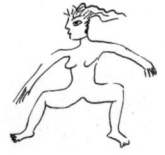

Leg dich auf einer nicht zu harten, nicht zu weichen Unterlage (die du am besten schon vor dem Notfall parat hast) auf den Rücken, deck dich warm zu, leg eine Rolle unter die Kniekehlen, ein gerolltes Handtuch oder eine Nackenrolle unter den Nacken. Jetzt kannst du den ganzen Körper abgeben an die Unterlage – ich weiß, daß es vielleicht in der Praxis nicht möglich ist, im akuten Schmerzzustand, aber du kannst es imaginieren. Drück jetzt den Bauch ganz fest an die Wirbelsäule. Dabei wirst du feststellen, daß der Rücken stärker auf die Unterlage gedrückt wird. Laß den Bauch wieder los, laß ihn mit dem Ausatmen einfach einsinken, und wenn du jetzt einatmest, halte den Bauch an die Wirbelsäule gedrückt und zieh den Atem in den Brustkorb. Dann laß den Atem und alle Muskeln los. Atme ein paar Atemzüge normal, dann laß wieder den Bauch mit dem Ausatmen zur Wirbelsäule sinken und drück ihn beim Einatmen stärker gegen die Wirbelsäule, so daß der Atem wieder in den Brustraum gezogen wird. Ich nenne das: Der Bauch kommt dem Rücken zu Hilfe.

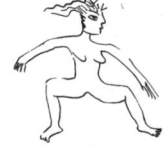

Stell dich aufrecht hin, geh leicht in die Knie und laß die Oberschenkel die Arbeit tun, für die sie gemacht sind. Der Quadrizeps (die vier starken Muskelstränge in den Oberschenkeln) wartet darauf, gefordert zu werden, und je stärker die Oberschenkel sind, um so besser kannst du den unteren Rücken entlasten, wenn der mal weh tut, außerdem kannst du dann auch gut tanzen, springen und skifahren, falls dir das was bedeutet. Du kannst dann auch gegen Türen und Autos (äh, natürlich nur gegen dein eigenes) treten und notfalls gegen den einen oder anderen Angreifer – sehr praktisch, starke Oberschenkel. Du stehst also mit leicht gebeugten Knien, aufrechtem Oberkörper und dem Kinn parallel zum Boden, was nichts anderes bedeutet, als daß das Gesicht nicht nach unten oder oben, sondern nach vorn schaut. Spann ganz leicht die Bauchmuskeln an, nicht zu fest. Drück jetzt die Fersen in den Boden, natürlich bleiben die ganzen Sohlen auf dem Boden, du brauchst ja Halt. Jetzt streckst du dich nach oben, die Arme hängen aber locker herab. Wenn du die Oberschenkelmuskeln leicht nach außen drückst, bekommst du einen sehr festen Halt, der den Rücken entlastet. Stell dir jetzt vor, daß du aus den Hüftgelenken herauswächst nach oben. Dazu kannst du deine Flügel beleben. Denk dir einfach starke Flügel, die dich anheben.

Wenn dein Problembereich die Schultern sind: Zieh die Schultern hoch und laß sie locker wieder fal-

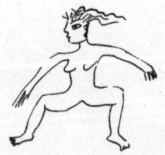

len, dazu läßt du die Luft zwischen den weich vibrierenden Lippen entweichen.

BLAU

Eine Frau, die die blaue Kategorie wählt, braucht eigentlich keine Vorschläge mehr, denn sie hat entschieden, sich nicht zu stressen, nicht stressen zu lassen. Hier sind trotzdem ein paar Anregungen, zu wirbeln und zu fliegen.

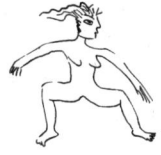

Leg dich auf eine nicht zu weiche Unterlage und stell dir jetzt vor, daß du auf einer Blaupause, einem Durchschlagpapier liegst. Überall, wo dein Körper aufliegt, macht er unter dir einen blauen Abdruck. Versuch den Abdruck zu sehen, geh deinen Körper in der Imagination durch: Fang bei den Fersen an, über die Unterschenkel, die Kniekehlen, die Oberschenkel, die Pobacken zum Rücken, Schulterblätter, Schultern, Arme, Hände, Nackenbogen, Kopf. Beobachte, wie sich dein Körper durchdrückt, wo er das stärker tut, wo leichter (der stärkere Abdruck kommt von entspannteren Muskeln).

Verschränke auf dem Rücken liegend die Hände hinter dem Nacken und stell dir vor, daß glitzernde, wohlige Energie auf dich herabrieselt.

Instant-Erleuchtung, im Liegen, Stehen oder Sitzen:
Schließ die Augen, mach dir die Stellen deines Körpers bewußt, die die Erde, das Gras, den Boden berühren. Neige den Kopf ein wenig nach vorn. Stell dir vor, daß aus der Erde Energie in den Körper fließt. Laß die Energie durch alle Zellen prickeln, genieße die belebende Energie der Erde. Dann öffne deinen Scheitel wie eine Blüte und stell dir vor, daß wohlige Energieströme aus dem Universum in den ganzen Körper fließen. Wachse ein bißchen mehr dem Himmel zu, zieh dich ein bißchen mehr in die Erde. Genieß diese Runderneuerung, erinnere dich: Das Universum verliert nichts. Beende die Übung mit einem langen, genußvollen Ausatmen, während du die Energieströme langsam verblassen läßt.
Diese kleine Energetisierung eignet sich auch für akute Schmerzzustände.

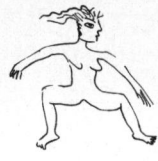

Leg dich auf den Rücken, schließ die Augen und stell dir vor, daß du schwebst. Am leichtesten fällt dir diese Imagination, wenn du an Schwimmen denkst. Du kannst dir zuerst vorstellen, daß du schwimmst, und wenn das Gefühl ganz stark da ist, läßt du die Vorstellung verblassen und ziehst das Gefühl des Schwimmens in die Imagination des Schwebens. Unter dir ziehen Landschaften vorbei. Versuch, dein Haus von oben zu sehen, die Straßen, die Menschen. Spür, wie leicht und mühelos dein Körper sich anfühlt. Beende die Imagination, indem du dich, mit noch geschlossenen Augen, anlächelst.

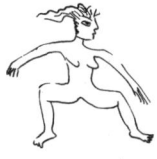

Leg im Stehen die Handflächen auf das Kreuzbein, das flache Stück Wirbelsäule unterhalb der Taille. Laß Energie aus den Handflächen in den unteren Rücken fließen. Dazu kannst du dir sagen: Ich stärke mir selbst den Rücken. Jede Berührung ist Balsam für den Körper, jedes sanft Massiert-, Gestreichelt-, Geklopftwerden hat sofort heilende Wirkung.

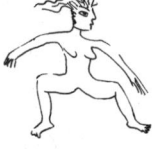

Setz dich auf deine Fersen, spreize die Knie voneinander weg und laß dich nach vorn zwischen die Schenkel sinken, stütz die Ellbogen auf und leg den Kopf in beide Hände. Wenn du dich dabei anlachst, hast du die maximale Entspannung.

Denk an das Lustigste, was dir einfällt, an einen Witz, über den du einmal sehr lachen mußtest (er muß nicht politisch korrekt sein, hört ja niemand). Wenn dir nichts einfällt, fang einfach an zu lachen. Das Verrückte ist, daß man sich tatsächlich „einlachen" kann. Beim Lachen werden alle Muskeln massiert und zum Schwingen gebracht, spannen und entspannen sich, ohne daß du mit deinen verkrampften Gedanken dazwischendenken kannst.

Setz dich auf deine Fersen und streck die Arme ganz weit nach vorn. Der Körper dehnt sich auch weit nach vorn (diese Übung macht im Gras in der Sonne am meisten Spaß). Jetzt stütz deinen Kopf in beide Hände und versuch dich zu erinnern, was du als Kind einmal gern machen wolltest oder werden wolltest. Erinnere dich an die Energie, die du dabei gefühlt hast, wenn's auch nur ganz kurz war, dieses Leuchten im

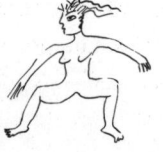

Geist: Ja, das will ich tun, das will ich
werden, ich werde einmal die ganz
große XX sein usw. Steigere dich hinein und grinse dich frech an.

Feste mit dem Rücken feiern

Trommle so viele Frauen wie möglich zusammen, entweder hinaus in die Natur, wenn's warm genug ist, aber
ein schöner, großer Raum, in dem ihr ungestört seid, ist
auch nicht schlecht (bei dieser Gelegenheit kannst du
gleich mal herausfinden, wie viele Frauengesundheits-
zentren, Frauenräume, Tanzplätze und wundervolle
Übungsräume mit Schwingböden, Frauenselbstverteidi-
gungsräume, zugängliche Volkshochschulräume, atem-
beraubende Privaträume von Frauen es schon gibt).

Zieht lockere Kleidung an. Es ist günstig, wenn die
Zahl der Frauen gerade ist, weil ihr dann damit anfangen könnt, euch den Rücken zu klopfen, dazu steht die
Frau, die geklopft wird, aufrecht vor der Frau, die aktiv
ist. Es ist nicht so günstig, sich beim Abklopfen nach
vorn zu beugen, weil dann die Rückenmuskulatur an-
gespannt ist, und wie man einen angespannten Muskel
weichklopft, weiß ich nicht so recht.

Beim Aufrichten ist es gut, leicht in die Knie zu
gehen und spielerisch die Oberschenkel ein bißchen
voneinander wegzudrücken, weil dadurch die Kraft in
den Beinen den Rücken aufrecht hält.

Der Rücken wird vom Nacken und von den Schultern nach unten geklopft (nicht gedroschen, es geht

nämlich durchaus nicht darum, was eine einstecken kann, das haben wir schon hinlänglich bewiesen), an den Nieren wird besonders zart geklopft, die Nieren haben das nämlich gar nicht gern, wenn sie verhauen werden. Tatsächlich kannst du jemanden mit einem gezielten Handkanten-Nierenschlag umbringen. Uns geht's hier ja um das Lebendigwerden, deshalb konzentrieren sich die klopfenden Hände auf das Beleben und Wecken. Zu den Pobacken hinunter und dann an den Rückseiten der Oberschenkel bis zu den Füßen hinunter wird geklopft – und so eine Verbindung von den Schultern bis zu den Füßen wieder bewußt gemacht.

Am Schluß streifen die Hände dreimal vom Scheitel bis zu den Füßen die ganze Körperrückseite ab.

Alle Frauen können sich jetzt im Kreis setzen und zwar eine mit dem Po in den geöffneten Schenkeln der hinter ihr Sitzenden, nicht zu nahe. Dann legen sich alle zurück und spüren den Körper unter ihrem Rücken. Günstigerweise liegen leichtere Frauen auf schwereren, aber am Ende spielt es nicht so eine Rolle.

Wenn sich alle zurückgelegt haben, ist der Kreis geschlossen. Kaum ist der Kreis geschlossen, stellt sich eine interessante Energie ein, die anscheinend immer dann wirksam wird, wenn Frauen Kreise schließen: Es wird gekichert und gelacht, daß die Bäuche wackeln. Das ist eine Tiefenregeneration, die noch lange nachwirkt.

Wenn ihr weitergehen wollt, zieht euch aus und bemalt euch den Rücken. Jetzt ist es schön, draußen zu sein, ein Feuer in der Mitte zu haben und mit dem

Rücken zur Mitte zu tanzen und zu stampfen, dabei den Rücken zu wärmen und sich gegenseitig den Rücken zu stärken.

Ihr könnt auch Kraftproben machen und euch immer zu zweit Rücken an Rücken stellen und drücken – oder einfach entspannt Rücken an Rücken lehnen und durch die Anwesenheit des anderen Rückens den eigenen neu spüren.

Das ist auch mit Bäumen sehr lustvoll: Jede sucht sich einen Baum und stellt sich mit dem aufgerichteten Rücken an den Baumstamm. Spür die Kraft, die durch deinen Körper fließt, laß dich auf den Baum ein, fühl dich ein in seine Wurzeln, steig mit der Kraft des Baums hoch bis zum Wipfel und breite dich zum Himmel aus. Vermittle dem Baum das Gefühl deines eigenen Körpers. Spür dich selbst von den Fußsohlen bis zum Scheitel.

Macht gegenseitig von euren Rücken, auch von den bemalten, Fotos, das stärkt den Rücken. Und habt nicht soviel Angst davor, euch zu erkälten, wenn ihr mal barfuß lauft. Als ich vor fünfzehn Jahren aufs Land zog, hatte ich immer Blasenentzündungen. Eine alte Nachbarin, eine Bäuerin, sagte mir: Du mußt barfuß laufen, dann kriegst du keine Blasenentzündungen mehr. Das kam mir zwar widersinnig vor, aber ich probierte es aus. Seitdem laufe ich barfuß, so oft es geht, und auch im Winter bin ich (in mollig mit Schaffell gefütterten Schuhen) immer barfuß. Sobald ich sitze, ziehe ich die Füße hoch und stecke sie abwechselnd in die Kniekehlen (mit gekreuzten Beinen). Oft nehme ich die Füße in meine Hände.

Die Füße sehen die Welt anders. Und was die Füße sehen, teilt sich dem Rücken mit, der lebendig und wach wird: rauher, weicher, spitzer, körniger Untergrund, warm, kalt, feucht, trocken, heiß – die Füße sehen anders als die Augen, und weil die Wahrnehmung der Welt durch die Füße über das Fühlen geht, wird der Rücken stark angesprochen. Ich fühle mich mit meinen Füßen innig verbunden, denke an all die Abenteuer, die wir schon zusammen durchgestanden haben, und – hatte nie wieder Blasenentzündungen.

13. ZAUBERSTAB UND SCHLANGE
Die magische Reise in den Rücken

Die Wirbelsäule ist der Zauberstab – tief in die Unterwelt reicht der unterste Lendenwirbel. Der verkümmerte Schwanz peilt wie bei den Katzen die Strömungen an, die dich umgeben. Die Krone deines Stabs, dein Kopf, dein Hirn, dein Netzwerk aus Impulsen, ist verbunden mit dem großen universellen Spinnennetz.

Laß mit jedem Impuls, den du fühlst, dein Hirngewebe aufleuchten und spür die Energie, die durch dich fließt. An deinem Zauberstab sind viele Machtsymbole befestigt: dein ritueller Schmuck, Tücher, Bänder, starke Steine zur Unterstützung deiner Kraft.

Hand und Fuß geben Halt, geben dir Macht zu rufen und abzuwehren. Mit deiner Stimme rufst, lockst, schmeichelst du und wehrst ab, was du nicht eingeladen hast, nicht haben willst. Dein Atem belebt dich und entfaltet deine Flügel.

Spür deine Sohlen fest am Boden, wachse tief hinein in die Erde und hoch hinaus ins Universum, laß mit dem Atem die Schlange deiner wilden Kraft aufsteigen: an der Wirbelsäule entlang nach oben, Feuer in deinem Körper entzündend, das Feuer deiner Entschlossenheit, deiner Eigenmacht.

Öffne die Sensoren deines Rückens, schau in die Welt der Geister mit dem Rücken und in die Welt der Menschen mit den Augen.

Taste mit deinen Sensoren den Raum hinter dir ab, bis du die Traumgewebe spürst, an die du angeschlossen bist.

Fang an zu stampfen, dich zu drehen, dich aufzurichten, einzusinken, spür die Beweglichkeit des Knochengartens, dreh dich in die Welt der Geister, der Impulse, tanz dich in Trance.

Bleib konzentriert bei deinen Füßen und heb gleichzeitig weit ab, flieg hoch hinaus in die weite Ausdehnung deiner Traumgebilde, wirbele, stampfe, springe, sing dich aus eigenen Liedern neu zusammen.

Steig die Leiter deiner Wirbel hoch hinauf bis in den Himmel deiner kühnsten Träume und spring wieder auf die Erde, fest und stark.

Wälze dich und rolle dich, gurre, gackere, zwitschere und grunze und spring wieder auf die Erde, fest und voll Heiterkeit zugleich.

Schlängle dich und reck dich und laß dich schrumpfen, bucklig, klein und krumm und wieder lang, weit, hoch dehne dich aus.

Sing dir die Kraft des starken Rückens neu, die Macht des Schlangenatems, des Bauchkessels, der Bärentatzen.

Wimmere und heule, jammere und klage, bis dein Klagen umschlägt in wildes Lachen und Triumph.

Stell im Sprung den Zauberstab, der dein Skelett ist, auf die Erde und forme neu, was du brauchst, was du willst, was du verwandeln mußt.

Gib dich in neuem kindlichen Vertrauen der Erde hin, die dich immer hält, ganz gleich, ob du es glaubst oder nicht.

Laß dich fallen, sinken, schwer und schwerer.

Und steh wieder auf und feiere dich mit neuer Lust, spring in dein altes Leben mit vielen neuen Häuten, mit Zauberstab und Schlange und dem Lachen auf der Schwelle.

Wirble, fliege, dreh dich und sei DA.

Luisa Francia
im Verlag Frauenoffensive

Berühre Wega, kehr' zur Erde zurück (1982)
ISBN 3-88104-120-6

Kalypso (1984)
ISBN 3-88104-138-9

Mond • Tanz • Magie (l986)
ISBN 3-88104-152-4

Drachenzeit (1987)
ISBN 3-88104-165-6

Zaubergarn (1989)
ISBN 3-88104-190-7

Spielend Scheitern. Ein Leidfaden für Frauen
mit dreizehn Tips zum Mißerfolg (1990)
ISBN 3-88104-203-2

Die 13. Tür (1991)
ISBN 3-88104-210-5

Die schmutzige Frau (1992)
ISBN 3-88104-226-1

SteinReich (1993)
ISBN 3-88104-239-3

Auf der anderen Seite der Haaresbreite (1994)
ISBN 3-88104-252-0

Starke Medizin (1995)
ISBN 3-88104-266-0

Eine Göttin für jeden Tag (1996)
ISBN 3-88104-280-6

Die Bärin im 11. Haus (1997)
ISBN 3-88104-293-8